Julia Onken · Mathias Jung

Liebes-Pingpong

Julia Onken · Mathias Jung

Liebes-Pingpong

Das Beziehungsspiel von Mann und Frau

Kösel

FSC
Mix
Produktgruppe aus vorbildlich
bewirtschafteten Wäldern und
anderen kontrollierten Herkünften

Zert.-Nr. SGS-COC-1940
www.fsc.org
© 1996 Forest Stewardship Council

Verlagsgruppe Random House FSC-DEU-0100
Das für dieses Buch verwendete FSC-zertifizierte Papier *Munken Premium*
liefert Arctic Paper Munkedals AB, Schweden

2. Auflage 2007

Umschlag: 2005 Werbung, München
Umschlagmotiv: gettyimages
Druck und Bindung: GGP Media GmbH, Pößneck
Printed in Germany
ISBN: 978-3-466-30762-3

www.koesel.de

Inhalt

Pingpong!

Die Beziehung zwischen Frau und Mann gleicht einem Tennisspiel. Wenn die Liebe groß ist, steht den beiden Spielern ein weiträumiges Spielfeld zur Verfügung. Verliebte folgen beglückt dem reizvollen Austausch, dabei bilden erprobte Regeln den Rahmen für das aufregende Spiel von Angriff und List, Nähe und Distanz, Niederlage und Sieg. Nach einer schweißtreibenden Partie zwischen den Spielern steht die Freude über das schöne Match, die Anerkennung und die Versöhnung im Händedruck über das Netz. Die Verheißung auf Revanche stiftet ein Gleichgewicht zwischen den ebenbürtigen Spielern.

Die Beziehung kann aber auch einem verbissenen Match ähneln. Frau und Mann kennen nichts mehr als Dominanz, Macht und Sieg auf der kleinen Platte. Die Strategie ist auf beiden Seiten immer die gleiche: aggressiv, gnadenlos, asymmetrisch eskalierend. Es gibt kein Leben mehr jenseits dieses Kampffeldes. Das ewige Pingpong von Aggression und Konterschlag ist enervierend. Wir Männer und Frauen sind Meister dieses Gefühlsmassakers.

Dass es Frauen und Männer gibt, ist einer der verrücktesten Einfälle von Mutter Natur: Entsprechend kompliziert ist die Liebe. Im positiven Fall stellt das »Spiel«

zwischen den Geschlechtern die Suchbewegung der Liebe dar. Häufiger jedoch kommt es zu einem verletzenden Gegeneinander statt zu einem lustvollen Miteinander. Doch liegt das wirklich in der Natur der Sache?

Die meisten Kränkungen, die sich Männer und Frauen gegenseitig in Beziehungen zufügen, erfolgen deshalb, weil sie zu wenig übereinander wissen. Da wir beide seit Jahrzehnten in der Psychotherapie tätig sind und täglich mit Männern und Frauen arbeiten, denen die Liebe in der Partnerschaft abhanden zu kommen droht, haben wir für dieses Buch die Themenbereiche herausgefiltert, die im Umgang mit dem anderen Geschlecht am häufigsten zu Missverständnissen führen.

Wir sind davon überzeugt: Wenn wir mehr voneinander wissen, wird es uns gelingen, die andere Denkart nicht mehr als Angriff, sondern als Ausdruck der geschlechtsspezifischen Ausrichtung zu erleben. Etwas flapsiger ausgedrückt: Wir möchten aus dem wechselnden Blickwinkel einer Frau und eines Mannes – gleichsam in einem Onken/Jung-Pingpong – zeigen, was Frauen und Männer voneinander wissen müssen: um sich besser zu verstehen und um mehr Freude miteinander zu haben.

Wir können das Spiel der Liebe bei allem Lustgewinn nicht ernst genug nehmen – vor allem, wenn wir diesen Gewinn auf Dauer anstreben. Es will immer wieder besprochen, korrigiert, von Missverständnissen befreit und auf wechselnden Feldern und mit wachsender Erfahrung gespielt werden. Das ist es, was wir Psychotherapeuten und Psychotherapeutinnen mit einem prägnanten Wort bezeichnen: Liebesarbeit.

Vielleicht ist die Liebe auch ein Jahrzehnte währendes Theaterspiel. Dann sollten wir uns das Wort des Menschenkenners und Regisseurs Federico Fellini zu Herzen nehmen: »Die Ehe ist ein Spielplan mit gleichbleibendem Repertoire. Folglich sollte man wenigstens die Inszenierung ändern.«

Wir haben uns daher erlaubt, auch die komödiantischen Aspekte des Beziehungsspiels aufzuzeigen. »Humor ist der Knopf«, sagt Christian Morgenstern, »der verhindert, dass uns der Kragen platzt.« Vielleicht sollten wir Frauen und Männer öfters über unsere Dummheiten in den Liebesdingen lachen, statt uns zu meucheln. Spannungen dürfen sein.

So haben auch wir beide in unserer Auseinandersetzung mit diesen Themen oft herzlich lachen können. Zuweilen waren wir aber auch betroffen, wenn wir in die Welt des anderen Geschlechts Einblick erhielten und damit die Verletzlichkeit kennenlernten. Darüber hinaus haben wir viel voneinander gelernt. Wir wünschen uns, dass es Ihnen, unseren Lesern und Leserinnen, ebenso ergeht.

Julia Onken *Mathias Jung*

Die Krone der Schöpfung – eine (schwierige) Liebeserklärung an den Mann

*Der Mann muss seinen Kopf nicht bedecken,
denn er ist Abbild und Abglanz Gottes.
Doch die Frau ist der Abglanz des Mannes.
Denn der Mann stammt nicht von der Frau,
sondern sie von ihm. Und er ist nicht ihretwegen
erschaffen worden, sondern umgekehrt.*

Apostel Paulus 1. Korintherbrief 11,7-8

*Der alte Mann liegt im Sterben, um einem anderen,
neuen Platz zu machen, der vor unseren Augen entsteht
und von dem man noch kaum die Konturen erahnt.*

Elisabeth Badinter
Die Identität des Mannes (1992)

Du siehst schon an den beiden Zitaten, liebe Julia, die Sache mit dem Mann ist kompliziert. Der alte Mann ist tot, es lebe der neue Mann! Doch wo ist er zu sehen?

Männer gelten dem psychologischen Stereotyp nach als aggressiv, aktiv, autoritär, dominierend, entschlossen, erobernd, innovativ, konkurrierend, kraftvoll, kühn, mutig, selbstbehauptend und selbstsicher, aber auch dickköpfig, gefühlsarm, gewalttätig, großspurig, überheblich, uneinfühlsam und streitlustig. In der Presse kommen die Männer seit Jahren immer schlechter weg. So zeigte eine Fotomontage in einer Zeitung vier Abfallcontainer mit folgenden Aufschriften: »Papier«, »Braunglas«, »Weißglas« – »Männer«.

Frauen dagegen werden beschrieben als abhängig, brav, emotional, geduldig, intuitiv, liebevoll, passiv, reizbar, sanft, sensibel, unehrgeizig, unterwürfig, unentschlossen, unlogisch und zärtlich, aber auch gehässig, geheimniskrämerisch, launig, oberflächlich, raffiniert, unzuverlässig, wankelmütig und weinerlich. Aus diesen widersprüchlichen femininen Attributen ergeben sich wiederum die Lobpreisungen und Schmähreden auf die Frau. Die Schauspielerin ZsaZsa Gabor meint: »Auch Gott lernt dazu. Man merkt das an den Verbesserungen bei der Erschaffung der Frau gegenüber der des Mannes.«

Ich bin gerne ein Mann. Ich liebe die leidenschaftliche Werkhingabe des Mannes. Ob ein Mann eine Blockhütte zimmert, das Badezimmer kachelt, mit dem Paragleiter fliegt, seiner Tochter das Schlittschuhlaufen beibringt, eine wissenschaftliche Arbeit schreibt, Leichtathletik betreibt, ein Lagerfeuer entfacht oder Überstunden bei einem Projekt seines Betriebes leistet – er tut es mit einer innigen Werkhingabe und stürmischen Verve, dass es eine Wonne ist. Er mault dabei nicht und ist nicht wehleidig, sondern gibt energetisch seine letzten Kraftreserven her.

Ich merke das sogar bei meinen Selbsterfahrungsgruppen. Frauengruppen sind nicht so belastbar. Frauen rennen ständig auf die Toilette, fordern mehr Pausen und sind zu einer therapeutischen Arbeit in den späten Abendstunden schwerer zu begeistern. Wenn Männer sich für eine Männergruppe entscheiden – und das fällt den meisten immer noch verdammt schwer – , dann krempeln sie die Ärmel hoch, lassen, wenn es denn sein muss, auch ihre Gefühle explodieren. Sie ackern bis kurz vor Mitternacht im Therapieraum daran, ihren Seelenmüll endlich zu entsorgen. Anschließend trinken sie noch einen Absacker und treten am anderen Morgen fröhlich und energiegeladen wieder zur Fortführung ihrer Seelenreise an.

Männer können herrlich verspielte kleine Jungen sein. Sie finden sich zusammen zu gemeinsamen Projekten vom Hausbau bis zum Marathonlauf. Sie sind in der Beziehung weniger nachtragend als Frauen. Sie besitzen nicht das grausame weibliche Elefantengedächtnis. Zwar verzeiht eine Frau vieles, aber sie erinnert den Mann doch penetrant häufig daran, dass sie ihm verziehen hat. Ich mag an Männern, dass sie meist unverblümt und geradeheraus sind, weniger intrigieren und zicken als Frauen. Ich liebe ihre körperliche Kraft und, verzeih, liebe Julia, bockhafte Sinnlichkeit, weil sie Ausdruck ihrer phallischen Lebensfreude ist. Besonders schätze ich die handwerkliche und die intellektuelle Neugier vieler Männer. Sie lesen Zeitungen, informieren sich über das Fernsehen und engagieren sich politisch, was vielen Frauen mit ihrer undifferenzierten Politikfeindschaft abgeht. Kurz, ich liebe die Energie der Männer. Was in ihnen an Begeisterungsfähigkeit, Charme, Einfühlungsgabe, Phantasie und Zärtlichkeit steckt, das beweisen sie, wenn sie voller Leidenschaft um eine Frau werben; leider degenerieren sie später oft zu erotischen Sozialfällen.

Ich habe einige Jahre das Düsseldorfer Männerbüro geleitet. In dieser Zeit begann ich, mich mit tieferem Bewusstsein um den Mann in seiner Schwäche zu sorgen. Ich liebe ihn seitdem, wie man ein krankes Kind liebt. Denn der Mann ist nicht das »starke Geschlecht«. Da mag der konservative christliche Propagandist Paulus noch so viel vom männlichen Heiligenschein reden, der Mann repräsentiert längst das »schwache Geschlecht«.

Das Magazin DER SPIEGEL (36/2001) analysierte bereits vor Jahren unter dem Titel *Das zerbrechliche Geschlecht* die fatale menschliche und medizinische Situation des Mannes. Er stirbt nach den Angaben des Statistischen Bundesamtes in Wiesbaden inzwischen mit durchschnittlich fünfundsiebzig Jahren, fast sechs Jahre früher als die Frau. DER SPIEGEL registrierte: »Jenseits des fünfzigsten Lebensjahres fangen die jahrelangen chronisch ungesunden ›typisch männlichen‹ Verhaltensweisen an, sich auszuwirken. Denn während Frauen pfleglicher mit ihrem Körper umgehen, ernähren sich Männer im Ganzen ungesünder und sind im Durchschnitt durch alle Altersklassen hinweg dicker. Männer rauchen mehr und gehen seltener zur Vorsorge ... Überrepräsentiert im Vergleich zu Frauen sind Mörder, Totschläger, Selbstmörder, Alkoholiker, Unfalltote, allgemeine Kriminelle.« DER SPIEGEL fragte: »Was läuft falsch im Seelenleben des Mannes?«

Tatsächlich sind bereits die männlichen Embryos und die Föten weniger widerstandsfähig als die weiblichen. Noch im ersten Lebensjahr ist die Säuglingssterblichkeit bei Jungen höher als bei Mädchen. Später ist die Gewalt an den Schulen die Gewalt der Jungen, nicht die der Mädchen. Jungen haben größere disziplinarische Schwierigkeiten in der Schule und in der Familie. Umgekehrt ist die Generation der »Alpha-Mädchen« angekommen: Eine neue Generation von Frauen überholt derzeit die Männer – in der Schule und auch im Studium. Das Fehlverhalten und die Selbstgefährdung der Männer setzen sich im erwachsenen Leben fort. Der Züricher Psychiatrieprofessor Jules Angst untersucht in einer Langzeitstudie seit 1979 nach dem Zufallsprinzip ausgewählte sechshundert Frauen und Männer. In der Altersgruppe von zwanzig bis vierzig Jahren ermittelte er folgende Unterschiede zwischen Frauen und Männern: »Bei Depressionen, Angststörungen, Panikattacken oder Phobien sind die Frauen überproportional oft vertreten. Bei Suchtkrankheiten sind dagegen die Männer eindeutig überrepräsentiert. Alkohol oder Drogen tauchen bei Männern drei Mal häufiger auf als bei Frauen. Und auch die Persönlichkeitsstörungen und sozialen Störungen, die sich häufig in Gewalttätigkeit äußern, sind eindeutig ein Männerproblem.«

Männliche Aggression wendet sich nicht zuletzt gegen sich selbst. Frauen unternehmen nach der Züricher Studie drei Mal so viel Suizidversuche als Männer, aber doppelt so viele Männer wie Frauen bringen sich tatsächlich um. Auch die Methoden der Selbsttötung unterscheiden sich gravierend: Frauen schlucken Tabletten, Männer erschießen sich, stürzen sich aus dem Fenster oder erhängen sich. Der Psychiater Angst schlussfolgert: »Darin zeigt sich die größere Zerstörungsbereitschaft des Mannes, auch gegen sich selbst. Um sich umzubringen, braucht man eine gewisse Aggression: Aggressive Männer machen auch eher schwere Verkehrsunfälle. Ich habe viele Motorradfahrer gesehen, die hatten Oberschenkelfrakturen, Nervenschädigungen, drei, vier, fünf Gehirnerschütterungen und hatten immer noch nicht genug. Das sind diese selbstschädigenden Tendenzen beim Mann. Und sehr viele Selbstmörder, das kann Ihnen jeder Gerichtsmediziner sagen, haben Alkohol im Blut. Würden sie in der Ausnüchterungszelle landen statt auf dem Hochhausdach – manche hätten sicher noch ein langes Leben vor sich.«

Männer verbergen sich hinter der Fassade ihrer Großspurigkeit. Der Alkohol ist die favorisierte Droge, um ihre Schwäche nicht zu spüren. Der Schweizer Wissenschaftler analysiert: »Alkohol wird von Männern außerordentlich häufig konsumiert, um mit Stress oder Angst fertig zu werden. Schätzungsweise hinter jedem dritten Alkoholiker verbirgt sich ein depressiver Mann. Der Wunsch, nichts mehr spüren zu müssen, sich zu betäuben, erhöht die Suchtbereitschaft. Aber Alkoholkonsum wird auch in den Männerbünden erlernt. Dort geht es darum zu zeigen, dass man schmerztolerant ist, sein Leiden nicht offenbart. Stattdessen machen sie ihre Initiationsriten, suchen Kompensation, zum Beispiel im Sport, und dann gehen sie noch ins Wirtshaus und trinken mit den Kameraden … Männer haben eine stärkere Tendenz zum Verdrängen.«

Jules Angst erkennt die Ambivalenz des Mannes: »Das männliche Geschlecht ist das verletzliche. (…) Die Männer haben eine höhere Sterblichkeit, höhere Unfallgefährdung durch ihre Risikobereitschaft.« Der Wissenschaftler betont jedoch: »Aber ihre Aggression hat schließlich auch positive Seiten: Man wagt etwas, begibt sich auf Neuland, geht auf Entdeckungen und Eroberungen. In der Stammesgeschichte der Menschheit hat das eine große Rolle gespielt.«

Das Katastrophenbild des Mannes wird in den letzten Jahren gemildert. Es ist unverkennbar, dass sich viele Männer zunehmend im Aufbruch und Umbruch befinden. Ich merke das in meiner psychotherapeutischen Praxis vor allem daran, dass immer mehr Männer meine Angebote zur Lebensberatung annehmen und nach Männergruppen fragen. Man kann in diesem Zusammenhang jedoch nicht von *den* Männern sprechen. *Den* Mann gibt es nicht.

Die Männer trennen sich in der Frage der Geschlechterdemokratie und Emanzipation in zwei große Lager: das Großbürgertum und die Männer der Unterschichten. Einerseits wehren sie sich zähneknirschend gegen die Veränderung der Geschlechterrollen, ohne die soziale und psychologische Neupositionierung der Frauen allerdings grundsätzlich aufhalten zu können. Die Männer der Mittelschicht andererseits sind liiert mit emanzipierten, berufs- und bildungsstarken Frauen. Sie öffnen sich – mit vielen Widersprüchen – der Gleichberechtigung. Der Männerforscher Walter Hollstein macht dies in seinem Buch *Potent werden* an sechs Veränderungen fest:

1 »Das Frauenbild der Männer hat sich demokratisiert; Frauen werden als gleichwertig und gleichberechtigt angesehen. Eine Mehrheit von Männern begrüßt inzwischen die Frauenemanzipation.

2 Die klassische Doppelmoral der Männer, sich Freiheiten zu nehmen, die sie ihren Frauen nicht zu geben bereit sind, gehört verflossenen Zeiten an.
3 Zunehmend erkennen Männer die Verengung unserer Männerrolle und versuchen, sie – zumindest privat – zu erweitern. Männer geben an, gefühlvoller, kooperativer und demokratischer geworden zu sein.
4 Väter beteiligen sich stärker an der Kindererziehung. Allerdings beschränken sie sich hier auf die angenehmen Tätigkeiten des Spielens, Erzählens und Wanderns und meiden Pflege, Ernähren und Sauberhalten.
5 Männer unter vierzig Jahren sind autark geworden; sie können putzen, kochen, waschen und sogar nähen. Freilich nutzen sie im gemeinsamen Haushalt nur einen Bruchteil ihrer Fähigkeiten.
6 Eine Minderheit von Männern versucht in Männerfreundschaften, Männergruppen und Männerzentren eine neue Männerwelt ohne Feindschaft und Angst aufzubauen.«

Mit dem Mann als der »Krone der Schöpfung« sieht es also nicht rosig aus. Man darf den »neuen Mann«, der sich aus der Mittelschicht vom Facharbeiter bis zum Akademiker rekrutiert, quantitativ und qualitativ nicht überschätzen. Hollstein hält unerbittlich fest: »Veränderte oder neue Männlichkeit repräsentiert noch immer nur eine Minderheitenposition, die zirka ein knappes Viertel der männlichen Bevölkerung ausmacht. Die reaktionäre Fraktion derer, die sich vehement und zum Teil mit Gewalt gegen Fortschritte in der Geschlechterfrage stellen, ist nahezu genauso groß. Die große Mehrheit der männlichen Bevölkerung versucht weiterhin, die Problematik von Frauenbewegung, Männerveränderung und zukünftiger Geschlechterdemokratie zu verdrängen.«

Wo es den Männern gut geht, geht es ihnen auf Kosten der Frauen gut. Frauen sind zum Beispiel häufig gleich oder sogar höher qualifiziert als Männer, haben aber schlechtere Chancen auf dem Arbeitsmarkt, gleichgültig, ob sie Arbeiterinnen oder Akademikerinnen sind. In einer führenden deutschen Drogeriekette zum Beispiel besteht das Verkaufspersonal zu hundert Prozent aus Frauen. In der Verkaufsleitung sind sie in der Unterzahl, in der Direktion gibt es keine einzige Frau. Über Dreiviertel der Frauen arbeiten in Teilzeitstellung ohne Aufstiegschancen, kein einziger Mann arbeitet Teilzeit.

Oder nehmen wir die Gerichte: An den Amtsgerichten sind (Stand 2004) fünfunddreißig Prozent Richterinnen, an den Landgerichten zweiunddreißig Prozent, an den Oberlandesgerichten vierundzwanzig Prozent, am Bundesgerichtshof achtzehn Prozent. In den führenden deutschen Anwaltskanzleien liegt der Frauenanteil unter den Partnern der Sozietät, also den Mitinhabern, unter zehn Prozent. In der Wirtschaft besetzen Frauen elf Prozent der Führungspositionen im mittleren Management und nackte fünf Prozent im Topmanagement.

Frank Schirrmacher, einer der Herausgeber der konservativen FAZ, hat für das Fernsehen eine weibliche Machtübernahme aufgemacht. Er spricht von der Männerdämmerung angesichts der stattlichen Anzahl kluger Moderatorinnen und Fernsehansagerinnen. Tatsächlich haben die Frauen zwar den Bildschirm prominent erobert, nicht aber die Chefsessel. Bei der ARD gibt es eine Chefredakteurin und eine Intendantin, eine von jeweils elf!

»Was sind wir Männer doch für'n lustiger Verein«, sang Heinz Rühmann. Na ja. Wenn Männer in ihrer Mehrheit nach Art ihres lustigen Vereins so weitermachen und Frauen sich diese Blaubartmanieren gefallen lassen, und die Scheidungslawine und die Zahl der Scheidungskinder immer größer werden, verkommt das Ballspiel der Liebe zum Pingpong des enttäuschten Geschlechterhasses. Hass ist enttäuschte Liebe.

Der Philosoph und Theologe Paul Tillich mahnte: »Jeder, der ernstlich nachdenkt, muss sich zwei grundlegende Fragen stellen und seine Antwort darauf finden. Erstens: Was stimmt nicht mit uns? Was fehlt den Männern? Was ist mit den Frauen nicht in Ordnung? In welcher Hinsicht sind wir entfremdet? Was ist unsere Krankheit, unsere Un-Rast? Zweitens: Wie wären wir, wenn wir geheilt und ganz wären? Wenn wir uns verwirklicht hätten? Wenn wir unser Potenzial erfüllt hätten? Drittens: Wie kommen wir aus unserer Gebrochenheit zur Ganzheit? Wodurch können wir heil werden?«

Tja, liebe Julia, jetzt bist Du dran: Was ist mit den Frauen nicht in Ordnung?

Prinzessin auf der Erbse oder Gänsemagd

Dein Aufschlag ist geglückt, lieber Mathias. Du eröffnest das Spiel präzis, zielgenau, dabei fair. Ich antworte Dir mit einem Mondball. Diesen Ball schlagen wir Frauen hoch, damit der Gegner gezwungen wird, an der Grundlinie zu bleiben oder gar hinter der Grundlinie zu stehen.

Ich denke, das ist ein guter Auftakt für unseren Austausch über Männer und Frauen. Und sollte es zwischendurch eventuell dennoch zu einem Ass, einem Return oder einem Notschlag kommen – der meist nur von Männern angewandt wird –, bin ich überzeugt, dass wir die Kurve für einen fairen Ballwechsel wiederfinden.

Wir haben ja eine lange Geschichte miteinander. Ich etwas länger mit Dir als Du mit mir. Ich kannte dich bereits, als Du noch keine Ahnung hattest, dass es mich gibt. Als ich mich in Frankreich von der Öffentlichkeit in meine Einsiedlerinnenklause zurückziehen wollte, bevölkerte ich meine virtuelle Welt mit den interessantesten Dichtern und Philosophen und – da warst Du eben auch mit von der Partie. Und zwar im vorderen Drittel. Ich bestellte mir alle Deine Vortragskassetten, und abends warf ich das Kaminfeuer an, hockte mich davor und dachte stets: Welch ein Genuss, Dir zuzuhören!

Und dann lernten wir uns kennen und sind unverzüglich Freunde geworden. Auch wenn wir uns nicht oft sehen, stehen wir in einem steten Dialog, bearbeiten oft dieselben Themen, kurven um psychologische Problemstellungen herum, versuchen in Beziehungsdesastern hilfreich zu intervenieren, gestrandeten Ehen wieder auf die Beine zu helfen, düsen in philosophische und spirituelle Gefilde, werfen uns den einen oder anderen gedanklichen Leckerbissen zu, lesen gegenseitig unsere Bücher, treten zusammen bei Kongressen auf, und, ich gebe es gerne zu, ich bin einfach mächtig stolz, Dir so herzlich verbunden sein zu dürfen: danke.

Bevor ich mich nun auf die Spurensuche weiblicher Fehlentwicklungen begebe, möchte ich an Deine Überlegungen zum Thema Mann anknüpfen. Alles, was Du über den Mann und sein Verhalten beschreibst, ist mir sehr wohl bekannt. Schließlich habe ich selbst wie ein Hund darunter gelitten. Ich hatte gehofft, dass der Eisberg schmilzt, gebangt, dass mir unter der schroffen Art der Beziehungsführung die Liebe allmählich abhanden komme, geweint, als es dann so weit war und getrauert, als die Ehe in die Brüche ging. Ich bin vor Entsetzen erstarrt, als ich feststellte, in welcher Windeseile ich ersetzt wurde, als ob es mich nie gegeben hätte. Ich bin also eine Fachfrau in Sachen seelisches Katastrophengebiet, durchgepflügt von männlichen Dinosauriern.

Normalerweise machen hier weibliche Hirnzellen Halt, ziehen das Resümee einer derartigen Verwüstung und schalten auf den uns gut bekannten Opferstatus um. Klick: Ihr die Bösen, wir die Armen, mit der obligaten Vorwurfshaltung, schau, was du angerichtet hast! Du Egoist, ich war so gut, so rein und wollte immer nur das Beste, und du hast alles zerstört, du Gefühlsanalphabet, der sich nicht in andere einfühlen kann, du Jammerlappen, der mich einfach nicht glücklich machen will.

Du fragst also: Was ist mit den Frauen nicht in Ordnung? So viel vorweg, auch wenn ich meine Geschlechtsgenossinnen kritisch unter die Lupe nehme, ist meine Haltung mit der Deinen identisch: Ich bin grundsätzlich liebend. Und ich bin gern eine Frau, na ja, mit gelegentlichen Ausnahmen, zum Beispiel, wenn es darum geht, sich vom Druck auf der Blase zu erleichtern, und nirgends eine Toilette in Sicht ist, dann beneide ich Euch. Ihr stellt Euch einfach an die nächste Ecke, und das war's dann auch.

Frauen sind großartige, warmherzige, kluge und tiefsinnige Wesen. Und wenn diese Art nicht bei jeder Frau zum Tragen kommt, so nicht deshalb, weil sie es nicht zur Verfügung hat, sondern weil sich so viel Müll und Schutt über dem Eigentlichen abgelagert haben, dass sie den Kontakt zu sich völlig verloren hat. Man hat den Frauen viel Unsinn eingetrichtert, zu was sie alles nicht fähig sind. 1905 erschien ein Buch unter dem Titel *Über den physiologischen Schwachsinn des Weibes*. Der Autor Paul J. Möbius sprach Frauen die Fähigkeit zu denken ab, seine Argumentation basierte auf Gewichtsmessungen von Gehirnen. Obwohl wir inzwischen den Gegenbeweis vielfach erbracht haben und wissen, dass die Größe des männlichen Gehirns darauf zurückzuführen ist, dass Männer eine größere Muskelmasse zu bewegen haben, nisten diese Entwertungen noch in unseren Zellen. Allein die Tatsache, dass es dennoch nicht gelungen ist, die hervorragenden Eigenschaften, über die Frauen verfügen, zum Schweigen zu bringen, dokumentiert die immense Kraft, die in Frauen steckt, und die sie befähigt, auch schwierigste Lebensaufgaben zu meistern. Frauen verfügen über eine große Begabung, Situationen realistisch einzuschätzen und entsprechend zu handeln. Zudem sind sie Meisterinnen darin, das »Gras wachsen zu hören« und Bedürfnisse und Wünsche anderer wahrzunehmen. Frauen sind Virtuosinnen, wenn es darum geht, emotional unverständliche Zusammenhänge zu sortieren, um letztlich zu verstehen. Sie knüpfen unermüdlich am feinen Gewebe von sozialen Begegnungen und Beziehungen und spannen Netze für ein friedliches Miteinander.

Wie aber kommt es dann zu diesen Schuttablagerungen? Leider hat die Sozialisation uns hirntechnisch darauf hingetrimmt, nicht weiter als bis zum Opferlamm zu denken. Das ist eine einfache Denkart, übersichtlich, klipp und klar. Inzwischen haben wir gelernt, dass Opfersein eine Falle ist. Opfer bleiben immer abhängig von anderen. Das leuchtet ein. So weit sind wir immerhin gekommen. Dennoch hat sich diese Erkenntnis noch nicht in den Zellen etabliert, wir fallen zu oft noch in die alte Rille zurück. Aber wieso denken wir so? Wenn wir die Linie der weiblichen Entwicklungsgeschichte betrachten, fällt auf, dass wir einer systematischen Entwertung unserer Fähigkeiten unterlagen: die Inflation von Weiblichkeit auf der einen Seite, Überhöhung von Männlichkeit auf der anderen Seite. Mit katastrophalen Folgen für Männer und Frauen. Frauen hatten keine Verfügungsgewalt über ihr eigenes Leben. Zuerst verfügte der Vater, dann der Ehemann über sie. Kam dieser abhanden, übernahm ein männlicher Verwandter die Oberaufsicht. Schauen wir in die Gegenwart, so sind noch immer Schmauchspuren derartigen Denkens zu erkennen.

Dabei war am Anfang die Frau. Heute gilt es als gesichert, dass matriarchale Gesellschaften das ursprüngliche soziale System waren. Eigentlich sonnenklar. Denn zu allen Zeiten kreisten die Menschen stets um das größte Rätsel: Woher stammt das Leben und weshalb müssen wir sterben? Da ist es doch eigentlich sehr verständlich, wenn diejenige Menschengruppe, die in der Lage ist, neues Leben aus sich heraus zu erzeugen, eine Vormachtstellung besitzt. Zudem lag in den Frühkulturen das Wissen um den Zeugungsakt noch im Dunklen. Das männliche Wesen hatte hierbei keine Funktion, war also für den Fortbestand der Menschheit aus damaliger Sicht völlig überflüssig. In allen Frühkulturen wurden die Frauen geachtet und verehrt. Die Verehrung des Weiblichen wird durch Bildnisse von Gottheiten in Menschengestalt dokumentiert, die den weiblichen Schoß als Quelle und Ursprung allen Lebens zur Darstellung bringen. Es war also völlig normal, dass sich die Menschen als oberste Macht Göttinnen vorstellten, Muttergottheiten, die als universale Gottheiten sämtliche Lebensbereiche wie Liebe, Jugend, Alter, Leben, Tod und Wiedergeburt verkörperten.

Und dieses Wissen tragen wir noch als verblasste Erinnerung in uns! Wenn wir uns äußerlich, kosmetisch und modisch hochrüsten, und, das will ich gerne zugeben, oft bis an die Grenzen der Karikatur, dann zeigt sich hier die Anspruchshaltung einer vertriebenen Gottheit durch die Kostümierung und Maske. Wir gebärden uns wie alberne Königinnen, die sich mit erbärmlichen Verführungsspielchen etwas Aufmerksamkeit erhoffen. Lernt man weibliche Peinlichkeiten als Ausdruck eines degradierten und verstoßenen Engels zu verstehen, dann ist es nicht mehr möglich, sich darüber lustig zu machen oder sich entwertend zu äußern.

Hinter dieser Kulisse wird auch das Bild der Frau als Opferlamm oder »Gänsemagd« und das dazugehörige Bild der Frau als »Prinzessin« deutlich. Es sind zwei Rollenmodelle, die unmittelbar zusammengehören. Die Gänsemagd symbolisiert den verstoßenen weiblichen Aspekt in uns. Diese Frau sackt in das Elendsviertel der Selbstentwertung, vergisst, wer sie ist, was sie kann, und opfert ihre Würde auf dem Altar weiblicher Opferlämmer. Ich weiß, dies ist oft peinlich, nervend und oft kaum erträglich. Wenn Frauen in ihrem Elend baden und die ganze Welt dafür verantwortlich machen, wenn sich das Leben nicht so ereignet, wie sie sich das wünschen, sich ständig als Opfer fühlen, jedem misstrauen, jeden verdächtigen, jedem schlechte Absichten unterschieben, dann ist es kaum auszuhalten. Und auch ihr völliges Desinteresse an politischen Zusammenhängen geht auf dieses Konto.

Auf der anderen Seite steckt in einer jeden von uns noch immer das kleine Mädchen, die Prinzessin Lillifee, im pinkfarbenen Paillettenkleid mit güldenem Krönchen, fordernd, dass ihr alle Wünsche erfüllt werden mögen.

Sie pendelt zwischen narzisstischer Überhöhung, zwischen Gezicke und Getusse herum. Sie wartet auf einen starken Prinzen, der im Kern sanft und weich ist, auf dass er sie in einer Märchenhochzeit vor den Altar führen möge.

Vielen von uns gelingt es, diese Illusion wenigstens bis zur Hochzeit aufrecht zu erhalten. Hinterher ist dann meist rasch Schluss. Im Inneren spielen wir weiter die Prinzessin und fordern gleichzeitig vom Mann, er möge liebevoll und einfühlsam sein. Wenn es aber irgendwo Drecksarbeit zu erledigen gibt, schicken wir Männer dorthin. Wir lassen sie alles, was unangenehm, gefährlich, schockierend und beinahe unzumutbar ist, mit einer Selbstverständlichkeit verrichten, die nicht zu überbieten ist. Wir beschweren uns permanent über die Männer, aber im gleichen Atemzug fragen wir einen, ob er uns den toten Vogel von der Autoscheibe herunterkratzen kann. Wir klagen der Freundin, dass der Partner einfach ein unsensibler Holzklotz sei, wecken ihn dann aber nachts selbstverständlich und flehen, Schatz, da unten ist ein Geräusch, schaust du mal nach. Klar schaut er nach. Er ist schließlich der Mann fürs Grobe, aber hinterher möchten wir ihn dann filigran, subtil, einfühlsam und zärtlich haben. Ja, das ist unsere Welt. Ich schäme mich.

Ein Mann, der unbewusst aufnimmt, was von ihm als Mann erwartet wird, muss doch seine Gefühle abstellen! Wie soll er denn damit klarkommen? Die Bedingungen für den Mann, sich wie ein menschliches Wesen zu entwickeln, d.h. eines, das fühlt, mit sich und seinen Gefühlen im Kontakt steht, mit allem, was sich in seiner Seele regt, sind – um es freundlich auszudrücken – äußerst ungünstig.

François Villon (1431), mein persönlicher Favorit in Sachen tiefgründiger Frivolitäten, hat die weibliche Tragödie in der Sommerballade von der armen Louise treffend zusammengefasst:

Louise stand am Herd den langen Tag
Und ihr Gesicht war schon ganz schwarz vom Rauch.
Und wenn sie nachts auf ihrem Strohsack lag,
Da war sie müd und ausgehungert auch.
Sie war nur armer Leute Waisenkind
Und wollte lieber sein ein Baum im Sommerwind.

Und als ein Herr sie stehen sah am Herd,
So schwarz vom Rauch verwandelt das Gesicht,
Da war sie ihm trotzdem die Dukaten wert
für eine Nacht. Aber sie mochte nicht.
Sie war nur armer Leute Waisenkind
Und wollte lieber sein ein Baum im Sommerwind.

Da sagte ihr der Herr, dass sie ihm bald
Sein Weib möcht sein und ganz in Seiden gehn,
Auch habe er ein schönes Schloss im Wald,
Dort würde sie nie wieder von ihm gehn.
Sie war nur armer Leute Waisenkind
Und blühte wie ein Baum im Sommerwind.

Und jetzt verstand sie auch,
Warum nicht Brot allein
Sattmachen kann den Bauch,
Es muss auch Liebe sein.
Sie war nur armer Leute Waisenkind
Und wollte, dass er bliebe, dieser Sommerwind.

Der Sommerwind ging hin mit Kriegsgeschrei
Und färbte in der Nacht den Himmel rot.
Und in der Schlacht war auch ihr Mann dabei,
Sie wusste nicht wohin mit ihrer Not.
Sie war nur armer Leute Waisenkind
Und wollte wieder sein ein Baum im Sommerwind.

Im Feld lag mancher Reiter schon verweht
Wie Blätter vom vergangnen Jahr.
In ihrem Herzen drin war kein Gebet,
Nur wie der Schnee so weiss war jetzt ihr Haar.
Sie war nur armer Leute Waisenkind
Und hatte nur den einen Gott, den Sommerwind.

Und als ihr Leib so welk war wie ein Baum
Im Herbst, da ging sie in den Fluss
Und machte mit dem alten Sommertraum
Und ihrer grauen Armut endlich Schluss.
Sie war nur armer Leute Waisenkind
Und wollte nie mehr sein ein Baum im Sommerwind.

Führt man sich diese Ambivalenz, dieses unverständliche und zum Teil völlig unrealistische Verhalten von »Prinzessin« und »Gänsemagd« vor Augen, könnte man der Idee verfallen, Frauen seien schlichtweg nicht ganz dicht im Kopf. Blicken wir in unserer Geschichte etwas zurück, sehen wir, dass derartige Einschätzungen durchaus an der Tagesordnung waren. Und auch in der Gegenwart sind noch Reste dieses Denkens vorhanden. Frauenwitze, als Höhepunkt Blondinenwitze, bedienen sich schließlich der Annahme, Frauen seien nun einfach etwas dumm geraten.

Ich bin mit einer derartigen Einschätzung ganz und gar nicht einverstanden. Ich gehe nämlich davon aus, dass Menschen intelligente Möglichkeiten in sich tragen, sich entsprechend zu verhalten und ihr Leben zu gestalten. Frauen sind Menschen, also muss auch in ihnen alles angelegt sein. Und wenn es einer Frau nicht so richtig gelingen mag, alle ihre Fähigkeiten anzuzapfen, dann lohnt es sich auch hier, die Frage zu stellen, weshalb dies denn so verdammt schwer ist.

Alles in allem: Ich bitte für meine Geschlechtsgenossinnen um Verständnis. Denn so gesehen ist eigentlich jede Frau, die im Tussi-Modell durch die Welt stöckelt, ein Ausdruck dafür, dass sie irgendwie eine verblasste Ahnung ihrer königlichen Würde in sich trägt und zu retten versucht, was zu retten ist. Jede, die im Opferdasein versunken ist, trauert ihrer Selbstständigkeit und ihrer Königlichkeit nach.

Oft bin ich dabei, wenn Frauen beginnen, die Schutthalde abzutragen. Dann bin ich Zeugin des blanken Entsetzens, was da an zerstörerischen Einlagerungen zu finden ist, wenn plötzlich der Verrat an sich selbst begriffen wird. Aber ich erlebe auch die Freude, wenn allmählich das wahre Wesen ans Licht kommt, unversehrt, heil und wunderschön, etwa so, wie wenn Phönix der Asche entsteigt. Es gleicht oft einer Geburt, großartig und erschütternd zugleich.

Für Sentimentalitäten hab ich keine Zeit

Wir haben gelernt, uns zu schützen, indem wir nicht fühlen; was eine schreckliche Gefahr darstellt, denn dadurch werden wir wirklich minderwertige Menschen oder nicht menschlich und sind von einer echten Beziehung zu anderen Menschen so weit wie nur möglich entfernt.

Anais Nin
Absage an die Verzweiflung

KLAUS WAR EMPÖRT. Fast hätte er die Therapie geschmissen. Ich hatte ihn in der ersten Sitzung ein »emotionales Sparschwein« genannt. Er sei, so wagte ich zu sagen, gefühlskarg gegen andere und gegen sich selbst. Ob sein Herzinfarkt nicht darüber hinaus ein Seeleninfarkt gewesen sei, eine Art psychosomatische Retourkutsche?

Was war geschehen? Klaus, ein tüchtiger Bauingenieur, verheiratet, zwei Kinder, brach mit fünfundvierzig Jahren beim Richtfest eines Neubaus plötzlich zusammen. Ein Krankenwagen brachte ihn unverzüglich ins städtische Krankenhaus. Die Ärzte diagnostizierten Herzinfarkt. Aber nicht nur das. Der Patient habe, so stand es später im medizinischen Bericht, seit Jahren Bluthochdruck, sei übergewichtig, Kettenraucher und »neige zu Alkoholabusus«, wie es so vornehm hieß, das heißt, Klaus trank. Als selbstständiger Bauunternehmer sei er angesichts der hartnäckigen wirtschaftlichen Rezession unter ständigem Stress gestanden, »eheliche Unstimmigkeiten« hätten die Krisenlage verschärft.

Tatsächlich unterhielt Klaus in seiner knappest bemessenen Freizeit noch eine Außenbeziehung mit einer anderen Frau. Klaus war nüchtern und sachlich wie ein Zollstock. Als er zu mir kam, zeigte er keine echte Therapiebereitschaft. Die Therapie stellte vielmehr für ihn nur das kleinere Übel dar. Der Chefarzt, der »Professor«, ein Halbgott in Weiß, vor dem Klaus schweren Respekt hatte, hatte ihm eigentlich den mehrwöchigen Aufenthalt in einer psychosomatischen Klinik ans kranke Herz gelegt. Das wollte Klaus auf keinen Fall. Ihm schwante Übles. In der Gruppentherapie, so befürchtete er, müsse er eine Seeleninventur seines Lebens vornehmen. Gefühle aber, so betonte Klaus wörtlich mir gegenüber, »fallen nicht in mein Ressort«. Und: »Für Sentimentalitäten hab ich keine Zeit.«

Im Fall Klaus konnte ich das Männersyndrom Gefühlsarmut gleichsam am lebenden Objekt studieren. Der schizoide Mann hasst jegliche Abhängigkeit. Sie erscheint ihm weiblich. Klaus erlaubte sich weder beruflich noch privat irgendeine Form der Abhängigkeit. Seine Frau Gabriele (beide Namen, wie alle folgenden, sind geändert) hatte ihn seit Jahren gebeten, einen Kompagnon und Partner in sein Bauunternehmen zu nehmen, um die immense Arbeitslast und Verantwortung auf zwei Schultern zu verteilen. Das erlaubte sich Klaus nicht. Wie viele

Männer zog er es vor, als einsamer Steppenwolf durch die Geschäftswelt zu streifen. Gabriele war es auch, die Klaus auf seine immer wieder auftretende depressive Verstimmtheit, seinen überhöhten Alkoholkonsum und seine zwei Schachteln Zigaretten pro Tag ansprach. Auch schlug sie vor, die schwächelnde Sexualität zwischen ihnen zum Gegenstand einer Paarberatung zu machen.

Das war alles umsonst, denn was ein echter Mann ist wie Klaus, der negiert nicht nur die Gefühle der Abhängigkeit, sondern weigert sich auch, um Hilfe zu bitten, seine Angst zu zeigen und sein Innerstes zu öffnen. Er glaubte vielmehr, mit den Drogen Arbeitssucht, Alkohol, Nikotin und Sexsucht seelisch zu überwintern. Denn auch mit der Freundin wagte er keine emotionale Tiefe, sondern praktizierte Sex pur. Er nötigte sie, mit ihm Pornokassetten anzuschauen. Er besuchte sie grundsätzlich nur, um Sex mit ihr zu haben. Als die Geliebte das erkannte und ihn nach drei Jahren rausschmiss, beschleunigte das seinen Herzinfarkt. Dieser war natürlich durch seine Fehlernährung, die daraus resultierende Adipositas, den Alkohol und Nikotinmissbrauch ursächlich veranlasst. Klaus ging mit sich selbst über Jahre hinweg physisch und psychisch barbarisch um, frei nach dem Aphorismus des polnischen Dichters Stanislaw Jerzy Lec: »Die meisten Menschen sind Mörder. Sie töten einen Menschen. In sich selbst.«

Als ich Klaus fragte: »Wann hast du zum letzten Mal geweint«, antwortete er nach langem Nachdenken zögernd: »Als Kind.« Große Jungen weinen nicht, Männer erst recht nicht. Weinen ist für Männer meist gleichlautend mit »sich nicht beherrschen«. Dagegen sagt Goethe im *West-östlichen Diwan*: »Lasst mich weinen! Das ist keine Schande. Weinende Männer sind gut.« Und im *Tasso* heißt es: »Die Träne hat uns die Natur verliehen, den Schrei des Schmerzes, wenn der Mann zuletzt/ es nicht mehr trägt.«

Trotz schweren inneren Widerstandes ließ sich Klaus auf die Einzeltherapie bei mir ein. Ich mochte ihn, weil er in der Tiefe seines Herzens ein einsamer und tapferer Junge war. Er fasste Vertrauen zu mir. Er genoss mich vorübergehend als den »guten Vater«, den er nie gehabt hatte. Sein Vater war ein gefühlskalter, leistungsbesessener Antreiber gewesen, der Klaus beim geringsten Vergehen schlug. Jetzt lernte Klaus die Nähe zu mir, einem Mann, auszuhalten, ja zu genießen. Er erlernte die Umarmung zwischen Männern. Er begann über das Leiden und die Einsamkeit des kleinen Klaus zu weinen, ohne sich vor mir zu schämen.

»Manche Männer werden erst im Krematorium warm«, sagt ein feministisches Sprichwort sarkastisch. Aber ist es so ganz unwahr? Als Klaus nach Beendigung seiner Einzeltherapie mit Gabriele in die Paartherapie zu mir kam, wurde ihm seine kommunikative Gefühlsarmut richtig deutlich. Gabriele sagte ihm: »Du bist meistens unseren Konflikten ausgewichen. Du hast geschwiegen. Du hast alles in dich hineingefressen, den Stress im Beruf, den Stress mit mir, den Stress mit den Kindern. Das meine ich wörtlich. Als ich dich kennenlernte, wogst du achtzig Kilo, jetzt bringst du einhundertzehn Kilo auf die Waage. Wenn du geredet hast, hast du einen Schwall von Worten losgelassen, ohne jegliche innere gefühlsmäßige Beteiligung. Du hast doziert. Du hast mir und den Kindern nie richtig zugehört. Noch schlimmer: Du hast seit Jahren keine Fragen mehr gestellt. Du hast selbst dann keine Fragen gestellt, als ich mich dir sexuell verweigerte, weil ich deine Lieblosigkeit nicht mehr ertrug. Als ich dich fragte, ob du eine Freundin hättest, bist du einfach nur wütend geworden und hast alles abgestritten. Dabei habe ich dich nicht inquisitorisch gefragt, sondern ich wollte Klarheit. Über deine Trauer, über die Sinnlosigkeit deines täglichen Stresses sprachst du nicht. Du hast alles verdrängt. Sei mir nicht böse, aber manchmal bin ich froh über deinen Infarkt. Er hat dich endlich zum Sprechen und hierher in die Paartherapie gebracht. Aber musste es wirklich so weit kommen?«

Gefühle, Fragen stellen, sich offenbaren, Tränen und Trauer zuzulassen – das alles ist anstrengend. Es bedeutet Liebesarbeit. Sie ist zu lernen, auch für Männer. Ich kann in diesem Zusammenhang das Geschwätz nicht mehr hören, dass die Männer vom Mars und die Frauen von der Venus kommen, dass Männer eben sachbezogen und die Frauen naturgemäß gefühlshaft seien. Natürlich ist Anatomie Schicksal. Natürlich verstärkt die weibliche Gebär- und Stillfähigkeit die fürsorglichen und emotionalen Potenzen der Frau. Aber jeder Mann weiß doch, dass er in der Lage ist, ein wahres emotionales, gestisches und sprachliches Feuerwerk zu entfalten, wenn es um die Eroberung einer begehrenswerten Frau geht. Da können Männer verbal sprudeln wie ein Wasserfall. Sie können sanft sein, tausend Fragen stellen und ganze Nächte reden.

Aber die Sprache und das Sprechen sind Herrschaftsinstrumente. Wer herrscht, der zeigt dem Untergebenen keine Gefühle und hält sich sprachlich knapp. Herrschaftsmänner sind im gewissen Sinne soziale Idioten (altgr.: *idios = eigen, in sich verschränkt*), weil sie nicht zuhören können. Ein Mann, der zuhören gelernt hat, achtet auf Gestik, Gesprächsduktus und Stimmmodulation. Das ist eine weibliche, dienende Qualität. Männliche Journalisten und Therapeuten müssen sie sich deshalb meist professionell aneignen.

Klaus hatte sich auf dem Bau wie in der Familie eine schneidende männliche Befehlssprache angewöhnt. Wer wissen will, was das ist, der lese von Luise F. Pusch *Das Deutsche als Männersprache* oder von Senta Trömel-Plötz *Gewalt durch Sprache*. Gabriele meinte zu Klaus: »Du blickst mich kaum an, wenn du mit mir sprichst. Meistens kommen deine Kommandos an mich und die Kinder, wenn du vor dem Fernseher sitzt oder hinter der Zeitung. Dein Tonfall dabei ist hart und konzessionslos.«

Der amerikanische Therapeut Herb Goldberg diagnostizierte bereits in seinem Buch *Der verunsicherte Mann*: »Das Verhalten vieler heutiger Männer ist in mancher Beziehung den Verhaltensmustern autistischer Kinder analog. Bei solchen Kindern besteht eine extreme Abwehrhaltung gegen menschlichen Kontakt, während sie gleichzeitig von unbelebten Objekten fasziniert und ganz auf sie fixiert sind. Eine andere Person zu berühren, eigene Gefühle auszudrücken, überhaupt jede Beziehung zu anderen wird als traumatisch erfahren und möglichst gemieden. Der heutige Mann ist so in seiner Autowelt eingekapselt, dass er oft mehr emotionale Kraft für seinen Wagen aufbringt als für irgendeinen Menschen … Welches sind denn die geknebelten Emotionen, Impulse und Bedürfnisse des Mannes? Die Antwort, so glaube ich, ist: mehr oder weniger alle.«

Schweigen ist die grausamste Lüge der Männer. Daran zerbrechen viele Ehen. Die Mehrheit der Paarkonflikte beruht nicht auf prinzipieller Unverträglichkeit der Partner, sondern auf dem Verlust des tiefen Gespräches zwischen ihnen. Statt miteinander zu sprechen, stülpen sie sich gegenseitig ihre Projektionen über: »Du liebst mich nicht. Du bist so gleichgültig. Du bist so egoistisch.« »Wer miteinander spricht«, so bekannte Willy Brand einmal gegenüber den Kritikern seiner Friedensgespräche mit dem Osten, »der schießt nicht aufeinander.«

Weil die Männer so hartnäckig schweigen, reden, im Gegenzug, viele Frauen umso mehr und nervender. Aber das ist Dein Thema, liebe Julia.

Die unheilvolle Allianz oder das Schwirren um den tiefgekühlten Mann

Ja, auf viele Frauen wirkt gerade der unterkühlte, ferne und distanzierte Mann wie ein Magnet. Wir spüren ihn in einer Hundertschaft auf, entdecken ihn im hintersten Winkel von Beziehungsgeflechten, wittern ihn mit zielsicherer Nase: den Mann. Wortkarg. Gefühlsarm. Innerlich verwaist.

Und trotzdem sind wir derart versessen, ausgerechnet ihn zu erobern, in ihm Interesse für uns zu wecken, ihn zu ergattern. Wir lassen den freundlichen, liebenswürdigen Sozialarbeiter links liegen, und ein müdes Lächeln entflieht uns beim Anblick des in eine Wollweste gekleideten Altenpflegers. Und wenn uns dann noch eine von diesen sensiblen Männern erzählt, er sei von seiner Frau geschlagen worden, dann will sich in uns kein Fünkchen von Mitleid einstellen. Im Gegenteil. Wir denken sogar, selbst schuld, Weichei, so einen wie dich muss man eben verdreschen, damit er überhaupt merkt, dass er am Leben ist.

Trotzdem kann es sein, dass uns klammheimlich der Neid am Schopf packt, wenn die Freundin erzählt, ihr Mann hätte übers Wochenende gebügelt und mal wieder sämtliche Schuhe gewienert. Wir sind davon überzeugt, es muss sich um ein besonders seltenes Exemplar handeln, das näht, putzt, kocht, stickt und flickt, sich fürsorglich um das Wohl von Frau, Kind und Hund kümmert und dennoch nicht im aufgeweicht weinerlichen Softiebereich herumgondelt, sondern eben ein veritabler Mann ist, einer, der »es bringt«.

Obwohl wir eigentlich ständig nach einem solchen Mann fahnden, landen wir, eh wir uns besinnen, beim unterkühlten, distanzierten, gefühlsfernen. Für viele sind das schließlich die heimatlichen Glocken, die da läuten. Der einsame väterliche Glockenschlag in karger Winterlandschaft aus der Jugendzeit wirkt wie ein Lockruf. Viele Frauen könnten ein Liedchen davon pfeifen oder einen Trauermarsch blasen, wie es sich anfühlt, mit einem gefühlskalten Mann zusammenzuleben. Erich Kästner hat dies pointiert in *Die unverstandene Frau* in Worte gefasst:

Er band, vorm Spiegel stehend, die Krawatte.
Da sagte sie (und blickte an die Wand):
Soll ich den Traum erzählen, den ich hatte?
Ich hielt im Traum ein Messer in der Hand.

Ich hob es hoch, mich in den Arm zu stechen,
und schnitt hinein, als sei der Arm aus Brot.
Du warst dabei. Wir wagten nicht zu sprechen.
Und meine Hände wurden langsam rot.

Das Blut floss lautlos in die Teppichranken.
Ich hatte Angst und hoffte auf ein Wort.
Ich sah dich an. Du standest in Gedanken.
Dann sagtest du: Das Messer ist ja fort ...

Du bücktest dich. Doch war es nicht zu finden.
Ich rief: So hilf mir endlich! Aber du,
du meintest nur: Man müsste dich verbinden,
und schautest mir wie einem Schauspiel zu.

Mir war so kalt, als sollte ich erfrieren.
Du standest da, mit traurigem Gesicht,
und wolltest rasch dem Arzt telefonieren
und Rettung holen. Doch du tatst es nicht.

Dann nahmst du Hut und Mantel, um zu gehen,
und sprachst: Jetzt muss ich aber ins Büro!
Und gingst hinaus. Und ich blieb blutend stehen.
Ich starb im Traum. Und war darüber froh.

Er band, vorm Spiegel stehend, die Krawatte,
Und sah im Spiegel, dass sie nicht mehr sprach.
Und als er sich den Schlips gebunden hatte,
griff er zum Kamm. Und zog den Scheitel nach.

Das sind die klassischen Szenen einer Ehe. Auch in diesem Bereich bin ich Partei, habe es selbst durchgespielt und durchgelitten. Ach, hätte ich diesen Kästner-Text nicht als Trostpflaster gehabt, ich wäre vor Düsternis vertrocknet. Selbst nach einigen Jahrzehnten überfällt mich bei diesem Gedicht die ganze Tragik von damals wieder. Inzwischen haben mir viele Frauen von ähnlichen Erfahrungen berichtet. Vom Jammertal des durch den Partner nicht beantworteten Daseins, vom verheirateten Witwendasein, vom bitteren Gefühl, obwohl ein Vater für die gemeinsamen Kinder vorhanden ist, alleinerziehend zu sein, sich alleine um das Wohl des Nachwuchses Sorgen zu machen, allein zum Elternabend gehen zu müssen und der Kinderaufführung beizuwohnen. Gelegentliche Lichtblicke, wenn der Mann sich erkundigt, in welcher Klasse der Kleine jetzt ist, ob er gar schon zur Schule geht, vermögen den Gram nicht zu schmälern.

Warum aber tun wir uns das an? Warum sagen wir nicht einfach, nein danke, nicht mit mir? Warum halten wir an einer Konstellation fest, die uns ganz offensichtlich im besten Fall wütend, im schlechtesten krank macht? Und warum fällt es uns so verdammt schwer, eine solche Beziehung einfach zu beenden?

Hätte ich das nicht alles am eigenen Leib erlebt, wäre ich wahrscheinlich auch geneigt, den Frauen eine gewisse masochistische Neigung zu attestieren: Ich leide, also bin ich. Zudem habe ich viele Frauen im Prozess des sich Ablösens begleitet und immer wieder feststellen können, mit welcher Vehemenz sie sich an toxische Beziehungsformen klammern.

Mit logischen Erklärungen kommen wir da nicht weiter. Wir müssen uns einer psycho-logischen Analyse bedienen, uns also die Mühe machen, die Logik der Psyche zu erforschen. In dem fantastischen Buch *Grundformen der Angst* von Fritz Riemann finden wir hervorragende Denkimpulse, die uns helfen, Licht in die Finsternis zu bringen und vor allem, eigenes Handeln und Denken besser zu verstehen. Das ist immer der Schlüssel, denn bevor wir den Mechanismus, der hinter einem Verhalten steht, nicht verstanden haben, sind wir einer Dynamik ausgeliefert, die mit uns macht, was sie will. Riemann geht von den vier elementaren Kräfte- und Bewegungsimpulsen aus, denen die Erde folgt. Da ist einmal die Kraft der Revolution mit dem Gegenimpuls der Rotation, dann die Schwerkraft mit dem Gegenimpuls der Fliehkraft. Alle Kräfte sind gleichermaßen nötig, damit die Erde in ihrer Umlaufbahn bleibt, weder implodiert noch explodiert. Riemann hatte nun die großartige Idee, diese Kräfte auf die psychischen Verhältnisse des Menschen zu übertragen und konnte zeigen, wie das menschliche Wesen unentwegt bemüht ist, innerlich ein Gleichgewicht dieser Kräfte herzustellen. Somit erhalten Verhaltensweisen und innere Handlungsimpulse immer einen Sinn, geht es doch stets darum, innerlich in der Balance zu bleiben. Ich persönlich erachte diese Erklärung als den eigentlichen Schlüssel, um sich selbst verstehen zu lernen. Und wer sich selbst versteht, kann auch andere verstehen. Das ist die solide Basis einer jeden Partnerschaft.

Wenden wir also dieses Muster auch auf die Beziehungsdynamik an, dann wird klar, weshalb wir uns ausgerechnet diesen Partner ausgesucht haben und uns eine Trennung von ihm so verdammt schwerfällt, auch wenn wir wissen, dass er für uns nicht gut ist. Selbst wenn wir in einer Partnerschaft in extreme Leiden hineingeraten, kann es dennoch sein, dass wir nicht in der Lage sind, uns zu trennen, da uns die Trennung ins Niemandsland schleudert, wo die Kräfte der Rotation und Revolution anarchistisch durcheinandergeraten und sich gegenseitig bekriegen. Damit werden auch Verhaltensweisen, die sich in der Partnerschaft zeigen und zunächst unverständlich sind, einleuchtend, da sie als ein wichtiger Stabilisierungsfaktor im Kräfteverhältnis begriffen werden können.

Somit ist es sehr verständlich, wenn wir unsere Partner und Partnerinnen nach zwei Kriterien auswählen: Einmal suchen wir das uns Vertraute, zum andern aber das uns Ergänzende. Wir versuchen also, das, was uns fehlt, durch die andere Person zu ergänzen, damit sich die vier Grundkräfte zu einem Gleichgewicht zusammenfügen. Selbstverständlich ist das ein unbewusster Prozess, der sich von alleine vollzieht.

Wenn wir uns nun die für unsere Betrachtung zwei wichtigen, sich ergänzenden Grundkräfte anschauen, so finden wir:

1 Die *Rotation*: Wir drehen uns um die eigene Achse, sind in uns zentriert, folgen eigenen Impulsen, wissen, was wir wollen und was nicht, erleben das eigene Selbst als Zentrum und Mittelpunkt.
2 Die *Revolution*: Hier drehen wir uns nicht um die eigene Achse, sondern zirkulieren um ein anderes Zentrum außerhalb von uns.

Der Vollständigkeit halber erwähne ich noch die beiden anderen sich ergänzenden Grundkräfte: Die Fliehkraft und die Schwerkraft. Auf die Psyche des Menschen übertragen heißt das

3 Die *Zentripetalkraft*: Grenzen werden gesprengt und Regeln aufgehoben, die Handlungsaktionen richten sich stets nach außen, es herrscht ein lebendiges, oft in sich widersprüchliches Feuerwerk von Impulsen.
4 Die *Zentrifugalkraft*: Diese Kraft versucht, dem ständigen Nach-außen-gezogen-Werden Einhalt zu gebieten. Es wird Ordnung angestrebt, Verlässlichkeit und Kontrolle.

Wenn wir nun Psychogramme von Frauen analysieren, sehen wir, dass in unserer Kultur viele das Prinzip der Rotation viel zu wenig leben. Sie sind sich, unterstützt durch ihre Sozialisation, abhanden gekommen. Sie wissen oft nicht einmal, wo ihre Stärken und Schwächen liegen, haben sich verloren und können sich nicht an sich selbst orientieren. Um diesen Mangel auszugleichen, benötigen sie einen Partner, der dieses Prinzip lebt, das heißt einen, der es im Übermaß lebt, quasi ihren Anteil noch dazu, als Kompensation. Wenn nun aber die Rotation bei diesem Mann übermäßig zum Ausdruck kommt, landen wir genau bei einem Partner, der andere mit ihren Bedürfnissen ausblendet, der autistisch verkümmert, und für den Einfühlung ein Fremdwort ist.

In der Regel verfügen Frauen, die das Prinzip der Rotation zu wenig leben, über ein Übermaß an Bereitschaft, die Revolution zu leben. Damit ergibt sich die »ideale« Partnerin für den tiefgefrorenen Mann. Sie kreist wie die Biene um ihn herum und betüdelt ihn: Hast du die warme

Unterhose angezogen? Möchtest du noch ein Brötchen? Geht es dir gut? Was denkst du? Was fühlst du? Sie geht ihm mit ihrem Getön wahnsinnig auf die Nerven. Er fühlt sich bedrängt, in die Zange genommen, möchte Distanz, denn er bekommt keine Luft mehr zum Atmen, will seine Ruhe haben, wehrt sich in seiner Not und stößt sie zurück. Sie fühlt sich ungeliebt, rückt ihm als Reaktion noch dichter auf die Pelle und will jetzt partout wissen, was er fühlt und ob er sie noch liebt. Er wird darauf nur noch ranziger und ruppiger, weist sie harsch zurück, und sie fällt in die Verelendung der Verstoßenen. Das Opferdasein ist perfekt, sie ist die arme, die sich aufopfert und doch immer für ihn da ist, er ist der eiskalte Täter. Das klassische Modell einer Eskalation. Am nächsten Tag, wenn sich beide wieder etwas erholt haben, fängt das Spiel von Neuem an.

Beide spüren, wir können nicht miteinander, aber ohne einander geht es auch nicht. Sie benötigen sich gegenseitig, um das Gleichgewicht von Revolution und Rotation aufrechtzuerhalten, und sie garantieren sich unbewusst, dass sie sich zusammen in einem Zustand von Gleichgewichtserleben halten, wenn auch in einem unstabilen.

Wie kommen wir aus dem Teufelskreis heraus? Bereits Buddha lehrte 450 v. Chr.: »Vom Geiste gehen die Dinge aus, im Geiste geboren, im Geist gemacht.« Wir müssen also das Problem zuallererst denkerisch erarbeiten, begreifen, dass wir – Männer und Frauen – nicht komische Zombies sind, die irgendwelchen undurchsichtigen Eingebungen folgen, sondern Menschen, die versuchen, sich in irgendeiner Weise ins Gleichgewicht zu bringen.

Ich bin immer wieder erschüttert, feststellen zu müssen, wie wir mit größter Selbstverständlichkeit bereit sind, komplizierte Handbücher für Computerprogramme zu studieren oder eine Gebrauchsanweisung für den DVD-Player zu lesen, weil uns sonnenklar ist, dass ohne diesen vorangegangenen Denkprozess nichts läuft. Nur wenn es sich um die menschliche Psyche handelt, gehen viele einfach davon aus, irgendwie funktioniere das schon von selbst.

Wenn wir das Modell von Riemann begriffen haben, lassen sich darin sehr leicht Lösungsansätze erkennen. Wir Frauen müssen uns auf uns selbst zurückbesinnen, unser Zentrum ausloten, damit aufhören, immer nur an den dreckigen Socken des Mannes herumzunörgeln, unseren Spähsitz, von dem aus wir jede Bewegung und jeden Atemzug des Partners beobachten, verlassen, und die oft recht beachtlichen detektivischen Recherchen über seine Kindheit und die Zeit vor unserer Beziehung aufgeben. Damit können wir unsere Aufmerksamkeit auf uns selbst richten und so unseren Pol der Rotation stärken. Dabei können uns philosophische Überlegungen helfen: Wir haben kein Direktmandat vom lieben Gott erhalten, das Seelenleben des Partners auszukundschaften und möglichst dahingehend einzugreifen, damit er in unser Idealbild passt. Wir haben nur eine Aufgabe: uns selbst zur Entfaltung zu bringen. Löschen wir die Taschenlampe aus, mit der wir immerzu das Seelengebiet des Partners ausleuchten und zünden in unserem Innern eine Kerze an.

Es gibt also noch viel zu tun. Für Männer und Frauen ist es noch ein weiter Weg. Und ich denke, dass Männer gut in Männergruppen und Frauen in Frauengruppen aufgehoben sind, damit wir lernen, uns an das menschliche Programm heranzuarbeiten, um eines Tages in echter Partnerschaft aufeinander zuzugehen.

Du, lieber Mathias, begleitest die Männer. Ich die Frauen. Und irgendwann machen wir ein rauschendes Fest.

Die Ich-AG des Mannes

In einer Beziehung kann ich mich
nicht nur selbst behaupten, ich muss mich immer auch
dem anderen anschließen. Wenn das nicht geschieht,
kommen Paare in eine zwanghafte Konkurrenzbeziehung
und in jenen schlimmen Dauerstreit,
aus dem es kein Entrinnen mehr zu geben scheint.

Hans Jellouschek
Männer und Frauen auf dem Weg zu neuen Beziehungsformen

EINE GUTE BEZIEHUNG ist ein dialektischer Verbund. Das heißt, sie besteht aus zwei vitalen Ichs und einem doppelten Wir. Das ist reichlich kompliziert, aber auch reizvoll. Denn Mann und Frau müssen, jeder für sich, einen starken Ich-Komplex entwickeln. Damit lieben sie sich selbst und sind gleichzeitig für den anderen attraktiv und immer auch ein Stück fremd und neu. Wenn sie nämlich ihr scharf konturiertes Ego verlieren, werden sie in der Beziehung »konfluent«, das heißt, sie verschmelzen zu einem faden Einheitsbrei und langweilen sich gegenseitig. Dieses Drama der Individuation, die Leistung der Ich-Werdung, haben Mann und Frau jeder auf seine Weise zu bestehen. Er muss seine Männlichkeit, sie ihre Weiblichkeit im Laufe eines langen Lebensprozesses gewinnen.

Bei Paaren besteht immer die Gefahr, dass sie ihr eigenständiges Ich zugunsten einer diffusen Wir-Harmonie opfern. Nietzsche, der große Psychologe unter den Philosophen, sagte: »Werde, der du bist.« Das will sagen, entwickle die in dir schlummernden Potenzen, gebäre deine virtuelle Persönlichkeit aus dir heraus, bleibe nicht stehen, entfalte die reichen Facetten deiner Persönlichkeit. Oder, um es biblisch zu formulieren, vergrabe die zehn Talente, die dir als Kind verliehen wurden, nicht im Acker der hirnlosen Geschäftigkeit, sondern treibe mit ihnen Handel, vermehre und verzinse sie, bis am Ende eines gelebten Lebens ein mächtiges Vermögen daraus entstanden ist. »Das Leben«, sagt der romantische Dichter Novalis, »soll kein uns gegebener, sondern ein von uns gemachter Roman sein.«

Jeder von uns muss also seine eigene Ich-Werdung zu jedem Zeitpunkt des Lebens immer wieder neu bestehen. Umgekehrt besteht aber gleichzeitig die Notwendigkeit, in der Beziehung die Wir-AG zu pflegen und zu entwickeln. Denn wenn Mann und Frau sich einseitig nur auf die Entfaltung ihrer jeweiligen Ich-AG konzentrieren und dabei eine egoistische Ellenbogenmentalität entwickeln, dann besteht die Gefahr, dass sie sich als Paar aus den Augen verlieren, nur noch miteinander konkurrieren und sich, bewusst oder unbewusst, bekämpfen.

Tatsächlich beobachte ich in der Arbeit mit Paaren immer wieder, dass Männer in der Beziehung einseitig die Chance der Ich-AG verwirklichen und die Aufgabe der Wir-AG ihren Frauen überlassen. Das heißt, sie sind zu gut neunzig Prozent mit ihrem Beruf, dem Verein und ihren Hobbys verheiratet. Sie lassen sich von der Frau den Rücken freihalten und überlassen ihr den Haushalt, die Betreuung der Kinder und die Pflege familiärer und sozialer Beziehungen. Claudia Pinl konstatiert in ihrem dokumentarischen Buch *Das faule Geschlecht*: »Männer drücken sich vor beidem. Vor der Arbeit im Haus, vor dem Putzen, Waschen, Kochen, ebenso wie vor der ›Beziehungsarbeit‹, der Versorgung, Pflege und Erziehung von Kindern, Alten oder Kranken.«

Norbert war so ein Fall. Er kam mit seiner Frau Brigitte in meine Praxis. Eigentlich wollte er gar nicht kommen, aber die Not trieb ihn. Brigitte war nämlich mit den beiden Kleinkindern ausgezogen. Sie sprach freundlich, aber bestimmt von einer »Trennung auf Probe«. Norbert erkannte seine früher so brave und angepasste Hälfte kaum wieder. Solche Töne war er nicht gewohnt. Was war geschehen?

Norbert war der einzige Sohn seiner Eltern. Er hatte zwei ältere Schwestern. Sein Vater war stolz auf ihn als den männlichen Stammhalter. Seine Mutter vergötterte ihn und trug Norbert immer alles nach. Seine Schwestern verhätschelten das männliche Nesthäkchen. Jede Arbeit wurde Norbert abgenommen. Natürlich lernte er nie bügeln, putzen oder kochen. Während seines BWL-Studiums wohnte er noch im »Hotel Mama«. Und Mama bügelte ihm bis zum Staatsexamen die Unterhosen im Zwickel. Genauso stellte sich Norbert auch die Ehe als eine Versorgungseinrichtung für den Mann vor. Er war der erste Akademiker in seiner Familie und war mächtig eingebildet auf seinen Status. Für seine Firma tat er alles. Er leistete Überstunden und gierte förmlich nach Geschäftsreisen. Dass er dabei seine kleinen Kinder aus den Augen verlor und Brigitte allein ließ, nahm Norbert überhaupt nicht wahr. Die Familie war für ihn das Rundum-sorglos-Paket für den karrierebewussten Ehemann. Brigitte musste sich um Eltern und Schwiegereltern kümmern, an die Geburtstage denken, Freunde einladen, Wochenenden und Urlaube planen, sonst wäre überhaupt nichts geschehen.

In den Ferien nahm Norbert, der sich inzwischen zu einem Workaholic entwickelt hatte, grundsätzlich Büroarbeit mit. Er fühlte sich als Angestellter im mittleren Management außerordentlich wichtig und unersetzbar. Er verarmte dabei als Mensch. Vorbei waren die Zeiten, als er mit Brigitte nächtelang über Lebenssinn, Reinkarnation, Kernkraftwerke, Naturschutz, Literatur und Musik gesprochen hatte. Jetzt kommunizierte er nur noch auf einer sachlichen Ebene mit den Objekten der dinglichen Welt. Freundschaft, Empathie, Spiritualität, ökologisches und pazifistisches Denken wurden ihm fremd. Hingabe, Mitgefühl, Leidenschaft verschwanden. Seine Zärtlichkeit versiegte.

Brigitte reagierte mit Verweigerung der Sexualität. Aber auch das ließ Norbert nicht aufwachen. Brigitte erklärte ihm in der Sitzung: »Du denkst nur an dich und deine Selbstverwirklichung. Natürlich bringst du das Geld nach Hause, du trinkst nicht und hast keine Weibergeschichten. Aber du bist ein abwesender Ehemann und Vater. Inzwischen hast du auch noch viermal in der Woche abends Sitzungen bei deinem Verein und in der Kommunalpolitik. Am Wochenende verschwindest du zum Kanufahren und hockst bis in die tiefe Nacht vor deinen Computerspielen. Welchen Platz haben ich und deine Kinder überhaupt in deinem Leben? Ich habe meinen Beruf für die Familie aufgegeben. Gut, das war abgemacht, und das ist in Ordnung. Aber wenn die Kinder eingeschult sind, möchte ich wieder teilzeit als Masseurin arbeiten. Du weißt, ich brauche dazu noch eine Zusatzausbildung. Auch das hatten wir abgemacht. Ich kann sie jedoch nicht antreten, weil du werktags jeden Abend weg bist und ich wegen der Kinder zu Hause bleiben muss. Wie oft habe ich dich darauf angesprochen! Du verdrängst das einfach! Du hast nicht einmal gemerkt, dass ich keine Einladungen mehr für unsere Eltern oder Freunde gebe. Ich habe einfach keine Lust mehr dazu. Dir bedeutet das ja alles nichts. Wozu leben wir überhaupt noch zusammen? Du siehst nur noch dich. Ich habe die Nase voll, und wie!«

Norbert wurde blass. Die Einsamkeit ohne Brigitte und die Kinder in seinem schicken Neubauhaus machte ihn verrückt. Sein dadurch erhöhter Alkoholkonsum vermochte nicht, seine Sorgen zu ertränken. Sorgen können schwimmen. Er begann zu ahnen, dass ihm Intimität und Nähe fehlten. Er erkannte, dass er über seine penetrante »Ich-Philosophie« das Wir der Liebe verloren hatte.

Ich gab Norbert das Buch des Psychoanalytikers Arno Gruen *Der Verrat am Selbst* zu lesen. Darin registriert Gruen: »Die Sucht nach Macht zerstört die Seele des Mannes. In seinem blinden Beharren darauf mindert er sich selbst und die Frau, die er dazu braucht, herab, um sein Image des Mächtigen zu bestätigen. Es ist dieses Image, das, bewusst oder unbewusst – zum Sinn seines Seins geworden ist. … Das Selbst, das einem jeden möglich gewesen wäre, wird gehasst, weil es auch das Erleben der Hilflosigkeit und des Leidens umfasst. Echte Verpflichtung, echtes Erkennen des anderen und seiner selbst werden vermieden. Wir leben Charaden (täuschende Rätsel – M. J.), und wenn diese nicht funktionieren, werden wir wütend und töten.« Wir töten die Lebendigkeit des Partners und die eigene.

Der knapp vierzigjährige Norbert hatte sich mit seiner penetranten Ich-AG so übernommen, dass er inzwischen bereits an Herzarhythmien und Herzschmerzen litt. Das passt genau in das Bild des »isolierten Typs«. Er ist abgeschirmt vom warmen Herzen und vom beziehungsgesättigten Leben. Männer, sagt Gruen, verherrlichen die angepasste Frau, ohne zu begreifen, dass sie den Preis der Lüge und des Bodenverlustes dafür zahlt. Gruen: »Anstelle warmer Geborgenheit und offener Mitmenschlichkeit wird die Beziehung zur Frau zum Nährboden, auf dem permanent gesteigertes Selbstbewusstsein, unendliche Größenphantasien und geheime Überlegenheitsansprüche gedeihen. Die Frauen werden ebenfalls in dieses Spiel eingefangen und machen mit. Der Männlichkeitswahn, oft unterstützt von Frauen, produziert Kriege und erbarmungslosen Konkurrenzkampf, wobei der Herzinfarkt nur eine Form der Selbstvernichtung ist.«

Wenn sich der Mann mit seiner Ich-AG ausschließlich am Erfolg misst und die Aufgaben der Wir-AG an die Frau delegiert, wird er zum Verlierer. Gruen: »Es sind die Funktionen der Überlegenheit, eine Lüge, die allen unseren Beziehungen Gewalt antut, sei es zu Kindern, Frauen, Tieren, zur Natur oder zu uns selbst. Männer werden reizbar, zornig und bösartig, weil sie ständige Angstträume von Niederlagen haben … Es fällt uns Männern schwer zu glauben, dass wir für unser Selbst, unsere eigene Gefühlswelt geliebt werden könnten, für unsere Wonne,

Freude und Lust am Leben. Und so rutschen wir immer tiefer in eine Falle des Sich-beweisen-Müssens hinein.«

Norbert konnte in der Paartherapie, die zu einem schöpferischen Neuanfang seiner Beziehung zu Brigitte und den Kindern führte, etwas Entscheidendes lernen: Die Integration der Weiblichkeit, der *anima* (C. G. Jung), in seine Seele. Für Frauen bietet sich eine andere Möglichkeit in ihrer Entwicklung an. Zitieren wir ein letztes Mal Arno Gruen: »Indem es fast von Geburt an zum zentralen Thema für sie werden kann, ein potenzieller Träger des Lebens zu sein, kann dieses reale Ziel der Entstehung eines Lebewesens – und damit der Möglichkeit, es offen zu genießen, an seinen Schmerzen, Leiden, Freuden und Ekstasen teilzunehmen – zum Zentrum des eigenen Leitbildes werden ... Im Gegensatz zur Frau, die bei den Ängsten und Verzweiflungen ihres Kindes verweilen darf, wird für uns Männer das herrschendste Mittel, die Angst zu verdrängen.«

Norbert trat die Reise ins Weibliche an. Er machte dabei zunächst eine bestürzende Entdeckung, die nach Sam Keen »in der Psyche erfolgreicher Männer« liegt: »Wenn Männer, die ihre entscheidenden Jahre mit lauter nach außen gerichteten Aktivitäten verbracht haben, zum ersten Mal den Blick in ihr Inneres lenken, in das Unbekannte, ihre Seele, dann stoßen sie sehr bald auf eine große Leere – ein ödes, weites Nichts.« Norbert lernte die Steppe seines männlichen Nichts zu wässern und die Pflanzen seiner Gefühle darauf erblühen zu lassen. Er hielt es mit Big Daddy in Tennessee Williams' *Die Katze auf dem heißen Blechdach*, der sein falsches Mannsein leid ist und am Ende bekennt: »Mein ganzes Leben lang bin ich wie eine geballte Faust gewesen, die immer schlägt, sich durchboxt und Dinge mit Gewalt vorwärts treibt. Jetzt will ich diese Hand entspannen und die Dinge nur ganz zart berühren.«

Natürlich war Brigitte nicht ganz unschuldig an der totalitären Herrschaft von Norberts Ich-AG. Schließlich hatte sie das jahrelang mitgemacht. Frauen sind in diesem Sinn oft Co-Abhängige, Komplizen der Männer. Bereits vor hundert Jahren las die englische Schriftstellerin Vita Sackville-West den Frauen die Leviten: »Die Männer bringen die Frauen um. Die meisten Frauen lassen sich gern umbringen.«

Das Letztere scheint paradox. Denn die junge Generation der Frauen ist inzwischen längst auf dem Weg zur Macht und erobert Kanzler- und Ministerpositionen. Warum lassen Frauen sich immer noch »gern umbringen«? Alice Schwarzer stellt in ihrem Buch *Die Antwort* die gleiche Frage: »Die äußeren Fesseln sind gefallen. Die Tore zur Welt stehen den Frauen offen. Und was geschieht? Angesichts der Fröste der Freiheit scheinen die Frauen zu schaudern. Liegt es daran, dass die innere Emanzipation noch Trippelschritte macht, während die äußere in Siebenmeilenstiefeln vorangestürmt ist?«

Da sind wir also wieder bei den Frauen, liebe Julia. Wie sagst Du in Deiner so wundervollen selbstkritischen Autobiografie *Eigentlich ist alles schiefgelaufen* unmissverständlich: »Die Rollen sind klar verteilt: Den Männern steht die Welt offen, die Frauen sorgen dafür, dass sie möglichst ungestört ihren Weg gehen können.«

Verzeih meine unhöfliche Frage: Warum tun diese Hühner das nur?

Die Hühner-GmbH

Du fragst zu Recht, lieber Mathias, warum tun sich die Hühner das an?

Punktsieg für Dich! Inside-out – Deine Vorhand schlägt mit starkem Drall nach außen, überrascht mich, ich bin nicht gefasst darauf und hätte beinahe Deinen Angriff übersehen. Aber freu Dich nicht zu früh, ich schlage zurück, mein Lieber: Topspin. Ich schlage mit Aufwärtsdreh, der Ball springt in Deine Überraschung hinein und hoch hinaus. Bin gespannt, ob Du ihn noch erwischst.

Ich gebe Dir Recht, die Hühner, die flatternden, gackernden, planlos herumspringenden, Flügel schlagenden Weiber, sind für jeden klugen Mann ein Ärgernis. Und weil sich die meisten Männer für äußerst klug, unübertrefflich, großartig und unfehlbar halten, sind die Weiber in ihren Augen eben einfach blöd.

Die Ich-AG des Mannes ist ja nach Deinen eigenen Ausführungen eine ziemlich marode Angelegenheit, dennoch gehen sie damit großkotzig, ganz nach Herrenart, an die Börse, selbst wenn der Bankrott bereits wie der Geier über einem verendenden Tier kreist. Weshalb Männer in einer solchen Situation dennoch ihr ganzes Vermögen in den Untergang eines Unternehmens stecken, ist mir noch immer nicht klar.

Im Gegensatz dazu die Hühner-GmbH der Frau. Wir backen kleinere Brötchen, sind vorsichtiger, überlegter. Im wahrsten Sinne eine Gesellschaft mit beschränkter Haftung. Hast Du gewusst, dass verheiratete Männer weniger Pleiten einfahren als Alleinstehende? Eigentlich klar. Die Frau behält den Blick für realistische Einschätzung. Schatz, sagt sie, wozu möchtest du denn deinen Betrieb nochmals vergrößern? Wir haben doch genug zum Leben, oder?

Ich wurde kürzlich von einer Bank für eine Veranstaltung engagiert, bei welcher ich für die Ehefrauen und Partnerinnen von Kleinunternehmern eine Lobrede zu halten hatte. Die Geschäftsleitung teilte mir mit, dass Betriebe vor allem dann finanziell ins Straucheln geraten, wenn es zur Scheidung kommt und die Frau sich nicht mehr um die Finanzen kümmert. Und die Kommission der amerikanischen Börsenaufsicht verkündet: Männer können nicht mit Geld umgehen, der Totalverlust bei Anlegern ist zwölfmal höher als bei Frauen.

Trotzdem erhalten Frauen für die gleiche Arbeit im Schnitt zwanzig Prozent weniger Lohn als Männer. Wir leisten zwei Drittel der Weltarbeit und erhalten gesamthaft gerechnet nur zehn Prozent des Lohnanteiles, während neunundneunzig Prozent des Weltvermögens in männlichen Händen ruht.

Diese Zahlen muss man erst einmal verdauen! Ohne einen Blick in die Geschichte zu werfen, sind derartige Ergebnisse gar nicht zu verstehen. Ich habe ja bereits darauf hingewiesen: Im Anfang war die Frau. Angesehen, hoch verehrt, denn sie brachte das höchste Gut, das Gold in die Welt: das Kind. Während die ganzen gesellschaftlichen Fäden bei ihr zusammenliefen, war der Mann völlig bedeutungslos. Über die allmähliche Umkehrung der Machtverhältnisse gibt es verschiedene Theorien. Klar, sagt die eine, Frauen waren durch die Geburten einer höheren Sterblichkeitsrate ausgesetzt, irgendwann waren die Männer wohl in der Überzahl und bemächtigten sich der dominanten Positionen. Andere gehen davon aus, dass die Veränderung etwa zu dem Zeitpunkt erfolgte, als die Menschen herausgefunden hatten, dass es einen Zeugungsakt braucht, damit eine Frau schwanger wird. Ich persönlich neige zu dieser Erklärung, weil alles, was sich hinterher ereignete, unter diesem Aspekt verständlich wird.

Wenn ein Mensch sich bedeutungslos fühlt, ist das in der Regel mit einer tiefen Kränkung verbunden. Und wenn wir nun davon ausgehen, dass der Mann eine aus dieser Frühzeit stammende Kränkungsgeschichte mitbringt, dann wird auch verständlich, weshalb er sich derart aufplustern muss, oft bis an die Grenzen der Karikatur. Wenn die Frau ein Kind gebiert, kann es sein, dass der Mann vor Stolz herumgockelt, vor allem dann, wenn es sich um einen Sohn handelt. Stammhalter! Auch wenn es familiengeschichtlich keine Stämme zu halten gibt, er bläht sich auf, als ob er in mühsamer Kleinarbeit Nacht für Nacht am Bau des kleinen Menschen mitgewirkt hätte. Zudem scheint es beinahe so, dass ihm alles lieber ist, als unbedeutend zu sein. Lieber in dubiosen Geschäften die Hand im Spiel haben, als nirgendwo mitmischen zu können, notfalls lieber kriminell, als gar nicht wahrgenommen werden. Das männliche Bestreben läuft immer darauf hinaus, sich möglichst mit viel Besitz Bedeutung zu verleihen, damit er sich machtvoll fühlt. Der Religionsphilosoph Hermann Weidelener verbindet die Linie mit Besitzanhäufung mit dem Bestreben, sich vor dem Tod zu schützen. Und damit sind wir beim Kernproblem des Mannes: Dem Gebärneid. Wer selbst kein Gold aus sich heraus erzeugen kann, drapiert es eben äußerlich um sich herum.

Die ganze Abwehr, die Männer mobilisieren, um Frauen in ihren beruflichen Kompetenzen anzuerkennen, sie auch in Führungspositionen zu akzeptieren, ist auf diese frühe Zeit der Bedeutungslosigkeit zurückzuführen. Es sitzt ihnen förmlich der Angstschweiß im Nacken. Selbst gescheite Männer verhalten sich wie hoppelnde Angsthasen, sind selbst für völlig logische Argumente der Gleichberechtigung, Gleichstellung und Emanzipation nicht zugänglich.

Der 243 v. Chr. geborene römische Feldherr M. Porcius Cato richtete einen warnenden Appell an seine Geschlechtsgenossen »... wenn die Weiber uns gleichgestellt, sind sie uns überlegen.« Da bricht die Angst aus jedem Wort, die Befürchtung, wieder ins Niemandsland der Bedeutungslosigkeit zurückgestoßen zu werden.

Um das zu verhindern, haben Männer eine wasserdichte Gesellschaftsordnung eingerichtet, die ihnen die Macht garantiert. Frauen sind Mütter, Mütter gebären Kinder, und Kinder brauchen ihre Mütter. Damit sind Frauen abhängig, und wer abhängig ist, wird nicht gefährlich. Basta. Sie ahnten wohl, welche biologische und gleichermaßen geistige Urkraft in Frauen steckt und fürchteten sich davor wie der Teufel vor dem Weihwasser. Auf der biologischen Ebene wurden formale

Regeln getroffen, damit sich die Frau nicht mehr an ihre ursprüngliche Kraft und Energie erinnert. Frauen müssen vor allem schön sein und auf den Herrn erotisch stimulierend wirken. Wer sich diesem Programm verschreibt, hat viel zu tun! Auf der geistigen Ebene hat der Abwehrmechanismus »Verkehrung ins Gegenteil« ganze Arbeit geleistet. Man redete den Frauen einfach ein, dass es gewisse Dinge gibt, die sie nun mal nicht können. Viele Frauen sind diesem Irrtum aufgesessen und haben die Denkarbeit Männern überlassen.

Aber da ist noch die andere Seite, die der unsäglichen patriarchalen Strukturen in unserer Gesellschaftsordnung. Während viele von uns darüber nachdenken, wie wir wohl den Mann lebenslang an uns binden könnten, wie wir uns optisch derart aufrüsten, dass er nicht mehr von uns lassen kann, denkt er darüber nach, wie Gewinne maximiert werden. Während wir versuchen, das Kleingedruckte von kosmetischen Produkten zu entziffern, studiert er die Börsenkurse.

Eine weitere »Verkehrung ins Gegenteil« findet in der Behauptung statt, Frauen seien hormonell derart unter der eigenen Knute, dass allein diese Tatsache sie von höheren verantwortlichen Positionen ausschließe, wo es auf verlässliche Konstanz ankomme. Es benötigt nun weiß Gott keine tiefschürfende Analyse, um das zu widerlegen. Verglichen mit dem Mann ist die Frau von einer kaum zu überbietenden hormonellen Standfestigkeit! Während die weiblichen Hormone lediglich durch den Zyklus beeinflusst werden und dieser ziemlich genau zu berechnen ist, sind männliche Hormone völlig unberechenbar und vor allem von außen leicht steuerbar, ja sogar manipulierbar. Nichts ist leichter als den hormonellen Haushalt eines Mannes ganz gehörig durcheinander zu bringen. Da genügt ja nur ein flüchtig vorbeiwehendes östrogenhaltiges Fluidum, die Erahnung einer Busenwölbung, und die Hormone spielen verrückt und sorgen dafür, dass die Hirnzellen wild durcheinander purzeln. Logische Denkprozesse sind in einem solchen Zustand nicht mehr möglich. Und wenn man bedenkt, dass die verantwortungsvollsten Positionen durch eine kurze hormonelle Instabilität nicht mehr zurechnungsfähig sind, lässt sich leicht erkennen, welchem Risiko die Welt ausgesetzt ist, wenn die Führungsspitze männlich besetzt ist.

Aber es geht noch weiter. Die männliche Welt hat durch formale Regeln und Gesetze weiträumig dafür gesorgt, dass sie von weiblicher Seite keine Konkurrenz zu befürchten hat und die Frauen von vornherein aus dem Rennen geschlagen sind. Da ist einmal die Namensenteignung. Dies ist ein schwerwiegender Eingriff, denn dadurch wird die Frau sich selbst entfremdet. Sie wird sich fremd und sie erleidet einen Identitätsknick. Sie segelt plötzlich unter einer ihr völlig fremden Fahne durch die Welt, die sie von ihrem Mann »erhalten« hat. Es gibt sie als selbstständigen Menschen mit einer eigenen Identität nicht mehr. Zuerst lebt das Mädchen bei den Eltern, der Vater bestimmt über sie, dann geht das Verfügungsrecht vom Vater auf den Ehemann. Das alles wird damit besiegelt, dass sie unter dem Namensdach des Ehemanns lebt und ihren eigenen, durch die Geburt erhaltenen Namen verliert.

Die Namensenteignung kommt auf der Ebene der Ich-Identität der körperlichen Genitalverstümmelung gleich. Die, obwohl in unserer Kultur nicht üblich, jeden Tag mitten unter uns geschieht.

Seit einiger Zeit können Frauen bei der Heirat ihren Namen behalten. Die zögerliche Umsetzung dieser Möglichkeit zeigt, wie tief die Prägung sitzt und wie gut die männliche Dominanz funktioniert.

Der zweite schwerwiegende Eingriff in die persönlichen Rechte ist die »Kindsenteignung«. Die männliche Anmaßung, dass das Kind den Familiennamen des Vaters zu tragen hat. Obwohl so kinderleicht zu durchschauen, funktioniert sie problemlos. Ganz nach dem Motto: Wenn ein Esel Gold scheißt, dann gehört der Esel mir und demnach das Gold ebenfalls. Das Kind »gehört« nicht mehr der Mutter, die es geboren hat, sondern dem Mann, weil die Mutter-Frau ihm gehört. Das Produkt Kind trägt das Etikett des Vaters, obwohl es dafür keine einleuchtenden Argumente gibt. Inzwischen wissen wir, dass ca. acht Prozent Kuckuckskinder sind und mit dem öffentlichen Vater nichts am Hut haben.

Dies sind nur einige Schlaglichter, die veranschaulichen sollten, weshalb wir oft wie blinde Hühner herumschwirren. Nein, nicht als Entschuldigung, sondern als Beweis dafür, dass unsere Hühner-GmbH historisch zu erklären ist. Wie sollen wir uns denn auf unsere eigene Identität besinnen können, wenn alles darauf angelegt ist, dass wir gar keine haben sollen? Nur eine abgeleitete Identität steht uns zu: als Frau von …, mein Mann hat gesagt, mein Mann möchte aber doch, mein Mann denkt usw. Wir haben gelernt, dass es für uns einen einzigen

Aufstieg in dieser Welt gibt, denjenigen über den Mann. Er kann mich erheben aus dem erbärmlichen Zustand des Nichtvorhandenseins, aus dem Land der Vergessenen, dem Dasein aus der Nichtidentität. Der Mann hievt die Frau in seine gesellschaftliche Zugehörigkeit. Jede Dienstmagd wusste, wenn es ihr gelingt, den Sohn oder gar den Herrn des Hauses für sich zu interessieren, hat sie es geschafft. Durch sein zu ihr Herniederbeugen wird sie geadelt und sitzt alsdann zu seiner Rechten. Und auch heute noch weiß jede Sekretärin, was sie tun muss, um aus dem Vorzimmer in die Chefetage aufzusteigen. Jede Krankenschwester, der es gelingt, sich einen Arzt zu angeln, kennt die Spielregeln: Begehrt, geadelt, versorgt heißt die Formel. Der Mann als Veredelungsfaktor.

Schließlich kann auch die Witwenrente unter diesem Aspekt gesehen werden. Der Staat übernimmt die Versorgung für die hinterbliebene Ehefrau. Somit ist es doch für jedes weibliche Wesen erstrebenswert, einen Mann zu ehelichen, weil damit auch gleich die eigene Existenz bis über den Tod des Mannes hinaus gesichert ist.

Wenn wir wirklich selbst nichts zu bieten hätten, dann wäre dieser Zustand ja noch einigermaßen verständlich. Aber dem ist nicht so. Alle Frauen spüren doch unbewusst, welche Kraft in ihnen steckt. Aber sie spüren auch, dass diese gigantischen Möglichkeiten betäubt vor sich hindösen.

Wir befinden uns sozusagen in einer permanenten Schizophrenie. Wir wissen aus den Urtiefen unseres Wesens: Ich könnte reiten wie der Teufel, könnte über hohe Hürden, Stock und Stein springen, wäre flink wie der Wind, wendig wie ein Wiesel. Aber ich habe kein

Pferd. Ich versuche meine Sprungfähigkeiten mit einem rostigen Fahrrad zum Ausdruck zu bringen.

»Wenn du das, was in dir ist, hervorbringst, wird dich das, was du hervorbringst, retten. Wenn du nicht hervorbringst, was in dir ist, wird dich das, was du nicht hervorbringst, zerstören« heißt es im apokryphen Thomasevangelium (70).

Das ist es, lieber Mathias, was uns umtreibt, uns krank macht, uns wie die Hühner herumflattern lässt.

Nicht hören, nicht sehen, nicht sprechen

So wie Frauen von den Männern
ihren neuen Durchsetzungswillen gelernt haben,
liegt es nun an den Männern, sich mehr
von der bisher abschätzig den Frauen zugeteilten
sozialen Sensibilität anzueignen.

Horst-Eberhard Richter
Die Krise der Männlichkeit in der unerwachsenen Gesellschaft

DER BALLWECHSEL IN DER BEZIEHUNG bedeutet wie beim Fußball Teamarbeit: Ball abgeben, Ball zuspielen, gemeinsam den Ball ins Tor bringen. Wenn viele Männer nicht hören, nicht sehen und nicht sprechen wollen wie die drei berühmten Affen, dann treiben sie sich selbst in die Einsamkeit.

Männer reden durchaus. Aber sie tun das meist mit Männern und im Beruf. Es sieht fast so aus, als ob sie Frauen als Gesprächspartnerinnen nicht als ebenbürtig betrachten. Denn zu Hause reden die Männer nicht. Sie schweigen über ihre Bedürfnisse, ihre Sehnsüchte, über ihre beruflichen Schmerzerfahrungen, ihre seelischen Abgründe, philosophische und spirituelle Fragen. Kurz, sie schweigen über fast alles. Viele von ihnen hocken am

Abend vor dem Fernseher oder dem Computer und schlucken ein Bier. Dass das Fernsehen nach dem Alkohol der Beziehungskiller Nummer zwei ist, erkennen sie nicht. Aus dem Kreis der Familie wird ein Halbkreis. Bei der Partnerwahl vor grauen Urzeiten brachten sie gewaltig den Mund auf, aber wie! Schließlich wollten sie das »Weibchen« auf ihre männlichen Vorzüge aufmerksam machen. Da haben sie wie ein Pfau ihr Gefieder gespreizt und sämtliche Farben schillern lassen. Jetzt betrachten sie die Frau wie ein Möbelstück. Sie ist ein fester, unbeweglicher Besitz wie der Kühlschrank oder das Auto. Nur dass sie das Auto am Wochenende besser pflegen.

Ein zwei Mal geschiedener Mann sagte mir einmal, als es bereits wieder in der dritten Ehe kriselte, wörtlich: »Meine Alte verlangt immer Aufmerksamkeit von mir. Das ist doch lächerlich. Wir haben den Honeymoon längst hinter uns!« In diesem Sinn bemerkte die Schriftstellerin Françoise Sagan einmal: »Von manchen Menschen glaubt man, sie seien tot, dabei sind sie nur verheiratet.«

Das Schweigen der Männer dauert oft Jahrzehnte. Ehepaare sprechen manchmal nur noch zehn Minuten am Tag miteinander, und auch dann nur über Belangloses. Aber oft markiert diese Maulfaulheit der Männer die Materialermüdung und Sollbruchstelle der Beziehung. Früher konnten die Frauen die Ehen nicht verlassen. Jetzt können sie es, ökonomisch und bildungsmäßig. Keine vatikanischen Drohungen und keine konservativen Konventionen vermögen sie davon abzuhalten. Rund zwei Drittel aller Scheidungen in Deutschland werden von Frauen beantragt. Sie sind keine leichten Mädchen, sondern sie wollen sich nicht weiter Frostbeulen von ihren männlichen Eisbergen holen. Die Zeiten, in denen die Frauen den drei großen »K« bis zum Lebensende huldigen mussten, Kinder, Küche, Kirche, sind ebenso definitiv vorbei wie das Heilige Römische Reich Deutscher Nation, gestorben anno 1806.

Männer müssen also das Reden lernen. Sie behaupten oft – und werden dabei von dubiosen Ratgebern noch unterstützt –, sie könnten nicht reden und sie seien auch nicht einfühlsam. Das sei zwangsläufig bedingt durch ihren technischen Beruf und ihre sachliche Arbeitswelt. In der Psychologie raten wir immer, wenn ein Mensch sagt, »Ich kann nicht«, dieses Dogma der Unveränderlichkeit durch die aktive Formulierung zu ersetzen »Ich will nicht«. Dann ist Schluss mit der oratorischen Bequemlichkeit. Nicht hören, nicht sehen, nicht sprechen heißt, seelisch taub, blind und ausdruckslos zu sein. Das heißt, nicht fühlen, nicht wahrnehmen, verdrängen.

Dabei geht es bei der psychischen Taubstummheit vieler Männer längst nicht mehr nur um das Beispiel der Liebe, das Wechselspiel der Gefühle. Heutzutage müssen Männer gerade in ihrem beruflichen Engagement das lernen, was der amerikanische Psychologe Daniel Goleman mit dem Titel seines Bestsellers *Emotionale Intelligenz* nannte. In einem SPIEGEL-Interview (36/2006) sagte Goleman: »Soziale Intelligenz arbeitet mit Regungen wie Empathie, sozialer Intuition oder dem Impuls zu tätigem Mitgefühl: Einer alten Dame reißt die Einkaufstüte. Sie helfen ihr, die herumkullernden Orangen aufzusammeln, ohne darüber nachzudenken.« Soziale Intelligenz, sagt der Wissenschaftler, kann man üben, sogar noch als Erwachsener. Psychotherapie ist nach Goleman beispielsweise eine Form, soziale Intelligenz zu schulen. Soziale Aufmerksamkeit bedeute, »die Welt um sich herum emotional zu erfassen, zu verstehen. Dazu gehört die spontane Einfühlung in die Gefühlswelt des anderen.« Der Schauspieler und UNO-Sonderbotschafter Peter Ustinov sagt: »Andere Menschen mögen uns manchmal noch so fremd und unangenehm erscheinen – bis wir tiefer in sie hineinblicken und merken, dass wir selbst in ihnen enthalten sind.«

Männer mögen das für Schnickschnack halten. Tatsächlich achten Arbeitgeber bei Neueinstellungen, vor allem in höheren Positionen, stärker denn je auf emotionale Kompetenz und menschliche Führungsqualitäten. Sie sind bei Frauen meist stärker ausgeprägt. Gefühlsstärke und seelische Partizipation am anderen sind konditionierte, also erworbene Eigenschaften, entweder entfaltet oder verkümmert. Goleman unterstützt seine Lehre von der sozialen Intelligenz durch gehirnphysiologische Erkenntnisse: »Jede Begegnung löst eine Art neuronales Duett der Gehirne aus. Besonders wichtig sind dabei die so genannten Spiegelneuronen. Sie feuern, wenn wir jemand anderes beobachten, wie er sich am Kopf kratzt oder eine Träne aus dem Gesicht wischt. Das neuronale Aktivitätsmuster imitiert dabei das, was wir sehen, als wären wir selbst die Handelnden. Auf diese Weise können wir uns mit dem inneren Zustand des anderen identifizieren.«

Wenn ein Mann versteht, warum er verletzt oder wütend ist, warum seine Partnerin blockt oder in Abwehr geht, kann er besser mit diesen Gefühlen umgehen. Sozial intelligente Menschen sind nach Goleman fürsorglicher. Sie können mit Konflikten besser umgehen. Auf die Frage, ob sozial intelligentere Menschen moralischer handeln, antwortet der bekannte Psychologe: »Wenn Sie damit meinen, dass sozial intelligente Menschen die Auswirkungen ihres Handelns auf den anderen abschätzen können und dass sie anderen nicht schaden wollen, dann beantworte ich die Frage mit Ja.«

Der amerikanische Dichter und Kulturkritiker Henry David Thoreau fragte bereits im 19. Jahrhundert: »Könnte es ein größeres Wunder geben, als wenn es uns ermöglicht wäre, einen Augenblick mit den Augen der anderen zu sehen?« Mir scheint, dieses »Wunder« ist vor allem für die männlichen »Gefühlsamöben« unerlässlich. In der Beratung von Paaren erlebe ich häufig die gleiche Situation: Eher beiläufig stellt sich heraus, dass der Mann bereits eine Ehe hinter sich hat. Auf meine Frage, ob er das Ende dieser Beziehung verarbeitet habe, trifft mich ein erstaunter Blick und die sinngemäße Antwort: »Wieso, ich habe doch jetzt eine neue Frau!« Tatsächlich hat sich der Mann der Bilanz seiner ersten Ehe nicht gestellt.

Wie viele Ehen werden solcherart von Männern ex und hopp entsorgt! Wie viele Männer laufen erbittert aus Beziehungen! Dabei hat jede Trennung, wie der Psychoanalytiker Igor A. Caruso sagt, »den Geschmack des Todes im Leben«. Solche unbehandelten Trennungswunden vernarben kaum. Der Mann trägt dann seine ureigenen Schwierigkeiten und neurotischen Lebensregie-Skripte mit sich zum nächsten Partner: »Nur aggressiv setze ich mich durch!« »Frauen sind irrational!«, »Frauen sind alle zickig!«

Die Scheidung von der langjährigen Lebensgefährtin ist oft ein »kleiner Tod«. Für den verlassenen Mann ist die Trennung, so paradox es klingt, oft schlimmer als der physische Tod des Partners, weil die Gegangene ja noch lebt, aber nicht mehr greifbar ist und jegliches Liebeswerben abwehrt. Der »Hinterbliebene« muss sozusagen um jemanden Trauer aushalten, der gar nicht gestorben ist. Deshalb schafft Scheidung bei Männern auch so viel fassungslose Wut. Sie ist eine narzisstische Kränkung und bedeutet das unwiderrufliche Ende einer Lebensphase. Die Frau hat schlicht und einfach gekündigt und damit den Mann in seinem Selbstwertgefühl verheerend abgewertet. Er ist ersetzbar. Nichts wird mehr so sein, wie es war. Etwas ist zu Ende. Hinter den Kulissen des Lebens wird erstmals der Tod sichtbar.

Männer sollten Trennung und Scheidung existenziell ernst nehmen und den ungeheuren Schmerz zulassen. Sie sollten nicht eine gescheiterte Beziehung damit vergessen wollen, indem sie im Schweinsgalopp zur nächsten Frau, möglichst einem jüngeren »Modell«, brettern. Für den Mann ist es lebenswichtig zu erspüren, was seinen Part am Tod der alten Beziehung ausmacht. Denn mit sich muss der Mann weiterleben, lebenslang, und nicht mit der verflossenen Frau. Das ist, mit C. G. Jung zu sprechen, »Schattenarbeit«, die Auseinandersetzung mit all dem, was in mir unreif ist, was ich nicht wahrnehmen will. Natürlich sind in der Regel Frau und Mann am Scheitern schuldig. Aber die Schuld verdoppelt sich, wenn der Mann sich seiner Fehler nicht schämt. Seine

Aufgabe ist es, seinen Anteil am Zerbrechen der Beziehung emotional und intellektuell durchzuarbeiten, das heißt, wie in den fünf klassischen Schritten der Therapie, *zu erinnern, zu beweinen, zu bewüten, zu begreifen und zu beenden.*

Sonst gerät der Mann in den neurotischen Wiederholungszwang. Ein autoritärer und körperlich aggressiver Mann beteuerte gegenüber seiner zweiten Frau in der Paarsitzung bei mir seine Gewaltlosigkeit. Zu seiner grenzenlosen Verblüffung erwiderte sie: »Du übst Gewalt gegen mich aus, indem du mich in die Ecke drängst, an beiden Armen festhältst, mich schüttelst und mich anschreist. Erinnere dich, deine erste Frau ist gegangen, weil du sie immer wieder geschlagen hast. Am Anfang unserer Beziehung hast du mir versprochen, dass du mich nie gewalttätig berühren wirst. Erinnerst du dich?«

Liebe ist ein Handwerk und ein Kunstwerk zugleich. Das Sprechen ist das Instrument und das Bewegungsprinzip der Paarevolution. Männer sollten sich in ihrem eigenen Interesse darauf einlassen. Gut gefallen hat mir das bei Eduard, einem Lehrer, Mitte vierzig. Seine Frau hatte ihn, um es in seiner Sprache zu formulieren, mit einem anderen Mann betrogen. Anfänglich tobte er und drohte, sie unverzüglich zu verlassen, ihr alle Konten zu sperren und es ihr »gnadenlos heimzuzahlen«.

Zu Beginn der Paartherapie, zu der sich beide trotzdem entschlossen, nahm ich ihn in einer Einzelsitzung beiseite. Ich machte ihm klar, dass Außenbeziehungen fast immer auf Defizite in der Innenbeziehung hinweisen. Es sei daher die Aufgabe beider, sich den ehelichen Flurschaden anzuschauen und die verödete Beziehungslandschaft zu rekultivieren. Ich riet Eduard auch, sich seinen »Rivalen« einmal im Geist der Neugier und Sympathie anzuschauen und sich zu fragen, was Maria denn an ihm an Entzücken und Wonne gefunden habe.

Der Liebhaber, so stellte sich heraus, war einfühlsam, körperlich zart, phantasievoll und zärtlich, während sich Eduard seit Jahren vollgefressen und einen ruppigen Ton gegenüber Frau und Kindern angewöhnt hatte. Eduard zog sich unattraktiv an, verunstaltete sein an sich schönes Gesicht mit einem riesigen Bart, wie der Reservechristus von Oberammergau. Er wehrte sich gegen gesunde Ernährung und saß Abend für Abend vor seiner elektrischen Eisenbahnanlage im Hobbykeller. Was Eduard und Maria im Folgenden beflügelte, waren neben der Aufarbeitung ihrer verwahrlosten Beziehung besonders zwei neue Kommunikationsformen: Zwiegespräch und Liebesvereinbarung.

Das Zwiegespräch wurde von dem inzwischen verstorbenen Lukas Michael Moeller in seinem Buch *Die Wahrheit beginnt zu zweit* für sprachgeschädigte Paare entwickelt. Wem es die Sprache verschlägt, dem verschlägt es meist auch die Liebe. Der Frankfurter Arzt und Psychotherapeut kreierte im Zwiegespräch das Paar als kleinste Selbsthilfegruppe der Welt.

Die Prozedur dieses Sprechens ist ebenso schlicht wie revolutionär neu und ergreifend. Das Paar nimmt sich einmal im Monat zu einem festen Termin die Zeit für ein einstündiges Gespräch (bei Moeller sind es eineinhalb Stunden; er behielt sich auch vor, die Paare monatelang selbst einzuweisen). Frau und Mann einigen sich auf folgenden Sprechrhythmus: Zwanzig Minuten spricht A, B hört nur zu, sagt nichts, stellt keine Fragen. Die zweiten zwanzig Minuten spricht B, A hört nur zu, sagt nichts, stellt keine Fragen. Die letzten zwanzig Minuten sprechen beide im Dialog, immer über das gleiche Thema. Die Themen tragen beide vorher zusammen, um sie im Laufe der Monate abzuarbeiten: Die Verteilung der Hausarbeiten, die Finanzen, die Erziehung der Kinder, der Umgang mit den Schwiegereltern, die Aufteilung der Freizeit, die Urlaubsplanung, der Umgang mit Freunden, Probleme des Berufes, aber auch Zärtlichkeit, Sexualität, Bedürfnisse, Erwartungen, Sehnsüchte, innere Ängste, Beziehungskrisen, körperliche und seelische Anfälligkeiten.

Das Paar sitzt körpersprachlich eng einander zugewandt. Das Zwiegespräch darf unter keinen Umständen gestört werden. Wer der Zuhörer ist, lauscht achtsam und hingerissen. Wer spricht, der vertieft sich ganz in sich selbst, spricht klar und gibt dem anderen ein aktuelles inneres Selbstporträt. Eine einzige Regel strukturiert die Intimität dieses Sprechens im rituellen Zwiegespräch: Alle Aussagen artikulieren Frau und Mann als Ich-Botschaft. Damit gewinnt das Zwiegespräch Wahrhaftigkeit und Würde.

Der Mann sagt also beispielsweise nicht: »Du hast am Wochenende bis nach Mitternacht gebügelt und mochtest nicht mit mir schlafen, weil ich letzte Woche öfter später nach Hause kam und du mich bestrafen wolltest.« Er formuliert stattdessen die Ich-Botschaft, die seine Unsicherheit und seinen Schmerz offenbart, etwa so: »Als du am Wochenende bis in die späte Nacht gebügelt hast und wir nicht miteinander schlafen konnten, fühlte ich mich unsicher und gekränkt. Wolltest du mich für mein

Zuspätkommen bestrafen? Bin ich unattraktiv für dich geworden? Ich treibe seit einiger Zeit keinen Sport mehr und fühle mich mit meinem Übergewicht unwohl.« Jetzt begegnet sich das Paar in der Tiefe. Vielleicht wird sie antworten: »Ach, mein Schatz, das trifft alles nicht zu. Ich bin im Augenblick traurig, weil wir Streit mit unserer Tochter haben. Mir steht der Sinn überhaupt nicht nach Sex. Das hat mit dir nichts zu tun. Aber vielleicht sollten wir uns mehr Zeit zum Kuscheln nehmen. Ich finde, wir sind beide reichlich überarbeitet und haben es verlernt, Stopp zu sagen.«

Vor diesem Hintergrund ist es dann für das Paar auch einfach, sich ein oder zwei Mal im Jahr zusammenzusetzen und neue Liebesvereinbarungen zu treffen. Das bedeutet, den alten Beziehungsvertrag, geschrieben oder ungeschrieben, zu überprüfen, ob er noch stimmt. Man kann das gar nicht konkret genug tun, denn der Teufel steckt bekanntlich im Detail. Auch berufstätige Frauen erledigen, wie alle Statistiken übereinstimmend ausweisen, das Gros der Hausarbeit. Sie haben ein kleineres Freizeitbudget und tragen oft Groll mit sich. All das kann man wie in einem Tarifvertrag Punkt für Punkt nach der römischen Maxime *do ut des, ich gebe, damit du mir gibst* klären und in neue Formen gießen. Nimmt man die Kinder dazu, wird es die berühmte *Familienkonferenz* (Gordon) oder der *Familienrat* (Dreikurs).

Kommunikationsformen, die gleichberechtigt sind, und in denen Sender und Empfänger punktgenau auf den anderen eingestellt sind, formen die künstlerische Produktion der Paarbeziehung. Hans Jellouschek, der große Tübinger Paartherapeut, benennt in seinem Aufsatz *Män-*

ner und Frauen auf dem Weg zu neuen Beziehungsformen das Ergebnis dieser Liebesarbeit so: »Kein Mensch kann eine solche Herausforderung für meine Entwicklung werden wie der Partner, mit dem ich tagtäglich in tausend Kleinigkeiten konfrontiert bin, an dem ich mich reibe, an dem ich lerne, gegen den ich mich durchsetze oder dem ich nachgebe, der mir abwechselnd zum Spiegel, zum Modell und zur Provokation wird. In der Paarbeziehung werden alle alten Beziehungsmuster der Kindheit mit Vater, Mutter, Geschwistern, alle dysfunktionalen Überlebensstrategien und Ausweichmanöver unweigerlich von neuem aktiviert. Welch eine Chance! Nun werden sie der Überarbeitung und Auseinandersetzung im konkreten Alltag endlich zugänglich. Wenn wir dieses Bewusstsein schaffen könnten, dass die Partner nicht da sind zur gegenseitigen Beglückung und Erlösung, sondern dazu, sich gegenseitig in ihrem Entwicklungsweg voranzubringen, würde vieles, was in der Therapie als Problem formuliert wird, in einem ganz neuen Licht erscheinen.«

Liebe, die nicht spricht, wird stumpf. Liebe ist Wissen, Information über sich und den anderen. Das Schweigen schafft Abgründe. Heinrich Heine beschreibt das einmal in einem schnurrigen Gedicht über die männliche Liebesverschlossenheit:

Du Kleine mit großen Augen
Ich hab es dir immer gesagt,
Dass ich dich unsäglich liebe,
Die Liebe mein Herz zernagt.

Doch nur in einsamer Kammer
Sprach ich auf solche Art
Und ach! ich hab immer geschwiegen
In deiner Gegenwart.

Da gab es böse Engel
Die hielten mir zu den Mund
Und ach! durch böse Engel
Bin ich so elend jetzund.

Deshalb, liebe Julia, will ich Dir auch noch rechtzeitig, bevor ich ins Grab steige, und anders als unser mundversiegelter Mann bei Heine ein Geheimnis verraten: Du bist mir eine wertvolle Freundin. Ich bewundere Deine Courage, Deine Intelligenz, Deine Tiefe, Deine Warmherzigkeit, Deinen Witz. Mehr verrate ich Dir nicht.

Vergiss nicht, ich gehöre der hölzernen Rasse der Männer an.

Vor verschlossenen Toren warten

Danke für die Blumen, lieber Mathias. Nur so viel: ein Glück, dass es Dich gibt. Sonst könnten wir tatsächlich auf die Idee kommen, dass alle Männer staubtrockene, seltsame Wuseltierchen sind, emotional analphabetisch, verstockt im direkten Umgang, breitspurig bis größenwahnsinnig im beruflichen Auftritt. Du erinnerst mich immer daran, wie Männer auch noch sind: sensibel und höchst verletzbar. Aber eben oft auch sehr unbeholfen, wenn es um Gefühle geht.

Ich möchte Deinen Beispielen noch ein weiteres hinzufügen, das ich vor wenigen Monaten selbst erlebt habe, und das mich bis auf die Knochen erschütterte. Ich besuchte eine befreundete Familie, die ich seit der Beerdigung der Frau vor einem Jahr nicht mehr gesehen hatte. Ich war mit Inge und Paul seit über dreißig Jahren eng befreundet, der Kontakt zu ihr war all die Jahre sehr intensiv. Wie so oft in Freundschaften zu Paaren war die weibliche Allianz also um einiges intensiver und herzlicher, obwohl mich mit Paul, der als Schulleiter ein Ausbildungsinstitut leitete, beruflich sehr viel mehr verband.

Es war ganz selbstverständlich, dass ich beim ersten Sohn zur Patin auserkoren wurde, und so hatte ich stets einen sehr guten Kontakt zur ganzen Familie, sah, wie die Kinder heranwuchsen, erlebte ihre Sorgen und konnte deren weiteren Weg bis zur Wahl ihres Studiums mitverfolgen. Dann geschah das Unglück. Die ganze Familie machte einen Bootsausflug, Inge rutschte auf dem etwas glitschigen Holzsteg aus und prallte mit dem Hinterkopf auf ein spitzes Eisenstück. Sie fiel sofort ins Koma. Nach drei Tagen war sie tot. Der Ehemann und die Söhne versteinerten nahezu, und auch mich hat ihr Tod zutiefst erschüttert. Hinterher kühlte die Beziehung zu Paul und den Söhnen ziemlich rasch ab, klar, denn Inge fehlte. Aber nach einem Jahr besuchte ich sie anlässlich des sechzigsten Geburtstages von Paul. Vater und Söhne waren sehr aufgeräumt, ein schönes Fest war hergerichtet, es wurden feierliche Reden gehalten, aber von Inge sprach niemand ein Wort.

Nachdem alle Gäste gegangen waren, half ich noch etwas mit aufzuräumen, und irgendwann saßen wir in der Küche um den runden Tisch. Mich aber quälte eine abgrundtiefe Trauer, und ich fragte, sagt mal, wie seid ihr eigentlich mit dem Tod von Inge fertig geworden? Sie schauten mich überrascht an. Wie? Fertig werden? Sie ist einfach nicht mehr da. Was sollen wir noch darüber reden! Ich wollte wissen, was habt ihr mit eurer Trauer, mit euren Tränen gemacht? Paul antwortete trocken, Trauern würde Inge auch nicht mehr zurückbringen. Aber habt ihr denn miteinander gesprochen, was das alles mit euch macht, in euch auslöst, forschte ich weiter. Nein, sagte der Jüngere, wir haben seit dem Tod unserer Mutter nicht mehr darüber gesprochen, aber es geht ganz gut so. Ich war fassungslos, aber ich hatte keine Zeit mehr, diese Fassungslosigkeit zu artikulieren. Ich bekam einen derart heftigen Heulkrampf, dass ich gar nicht mehr reden konnte. Die Männer standen etwas hilflos um mich herum und wussten nicht so recht, was sie machen sollten. Als ich mich allmählich wieder erholt hatte, wurde mir sofort klar, was geschehen war. Ich hatte ihren Schmerz übernommen, es waren ihre Tränen, die sich über mich einen Ausweg suchten. Ich erklärte Paul und seinen Söhnen, was in mir vorging. Und dann löste sich auch ganz langsam ihre Verpanzerung, und in winzigen Schrittchen tasteten sie sich zu ihrer eigenen Trauer vor. An diesem Abend blieb ich noch sehr lange. Und als ich gegen Morgengrauen das Haus verließ, hatte ich ein tiefes Gefühl von Erleichterung, ja, und auch von Dankbarkeit.

Als ich jung war, habe ich diesen Vorgang, stellvertretend für jemanden den Schmerz zu übernehmen, oft in Beziehungen erlebt, ohne zu wissen, was mit mir geschah. Wenn mir etwa mein Partner völlig emotionslos davon erzählte, wie sein jüngerer Bruder verunglückte und daraufhin invalid war und er als kleiner Junge jeden Tag von seinem Vater Prügel bekam, schossen mir einfach die Tränen in die Augen und ich heulte los. Meist zur großen Überraschung des Mannes.

Viele Frauen übernehmen für den männlichen Gefühlshaushalt die Entsorgung von Belastendem. Stellvertretend für ihre Partner leisten sie die Trauerarbeit, übernehmen den Aderlass vergangener Kränkungen, ohne es zu wissen. Sie sind traurig, gekränkt, verstimmt und haben ziemlich viel damit zu tun, wieder einigermaßen ins Gleichgewicht zu kommen. Besonders problematisch wird es, wenn ihnen dann auch noch vorgeworfen wird, sie seien dämliche Heulsusen.

In der Arbeit mit Frauen habe ich erlebt, wie wichtig es ist, dem Vorgang der Schmerzübernahme genauer nachzugehen, um aus diesem Konflikt wieder herauszukommen. Deshalb erlaube ich mir, bei Adam und Eva zu beginnen, das heißt, bei der Sprachentwicklung des Kindes. Wir sind uns sicher darüber einig, dass die Lösung immer über das Wort erfolgt. Solange wir noch keine Benennung haben für das, was da in uns rumort, herumgeistert oder schwer wie ein unverdaubares Stück Schweinebraten im Magen liegt, gibt es keine Erlösung.

»Im Anfang war das Wort, und das Wort war bei Gott, und das Wort war Gott. Alles ist durch das Wort geworden und ohne das Wort wurde nichts, was geworden ist...« (*Johannes 1,1-1,3*). Oder nochmals Buddha: »Vom Geiste gehen die Dinge aus, im Geiste geboren, im Geiste gemacht.«

Wir wissen aus der Sprachforschung über die Sprachentwicklung beim Kleinkind, dass sich Mädchen und Buben unterschiedlich entwickeln. Kleine Mädchen verfügen in der Regel über einen größeren Wortschatz als Buben und sind bereits mit drei Jahren in der Lage, innere Stimmungsbilder in Worte zu fassen, z.B. »Lena ist traurig«. Hirnforscher haben den Beweis bereits erbracht: Das Sprachzentrum eines männlichen Hirns unterscheidet sich von einem weiblichen. Also doch, könnte man nun resümieren und sich mit einem überlegenen Lächeln an die schon erwähnten Theorien um den kleineren Durchmesser des weiblichen Gehirns erinnern.

Gerade wenn es um das Verständnis der Sprachentwicklung des Kindes geht, hilft es uns wenig, einfach davon auszugehen, dass der Knabe in seinem Sprachzentrum, das für die emotionale Aufzeichnung und den Ausdruck zuständig ist, weniger Synapsen zur Verfügung stellt. Viel interessanter ist es, zu untersuchen, was die Jungen denn daran hindert, solche Verbindungen ausreichend zu bilden.

Noch immer wünschen sich sechzig Prozent der werdenden Eltern einen Knaben, je ungebildeter sie sind, umso heftiger ist der Wunsch nach einem Stammhalter. Die Überbewertung des Männlichen hat schwerwiegende Folgen. Sie hinterlässt Spuren in der Denkweise des Kindes und der Eltern. Zudem spürt die Mutter intuitiv, dass sie über die Geburt eines Sohnes indirekt doch an der Gestaltung dieser Welt teilhaben kann. Es ist das Maria-Mutter-Gottes-Syndrom. Die Frau wird durch die Geburt des Erlöser-Sohnes veredelt und geadelt.

Auf der einen Seite erlebt die Mutter über die Geburt eines Sohnes eine Erhöhung, darüber hinaus erlebt sie eine seelische Intimität mit ihm, wie sie sich diese vielleicht zu ihrem Partner gewünscht, aber nie erreicht hatte. Nun verstehen wir auch, wenn sich beim Anblick des Sohnes dieser seidige eigenartige Glanz in ihren Augen einstellt, in dem die uneingeschränkte Bejahung seines Wesens selig ruht. Das heißt, der Kleine muss nicht sagen: »Hansi traurig«, sie spürt es, die unsichtbare emotionale Verbindung funktioniert. Die meisten Mütter reagieren unverzüglich auf unausgesprochene emotionale Inhalte ihrer Söhne und verhalten sich entsprechend, indem sie trösten, beruhigen, helfen, unterstützen oder jene Handlungen ausführen, die für das Kind so dringend nötig sind. Das heißt, der Bub muss gar nicht erst sagen, wie er sich fühlt, was ihm fehlt, was er möchte, die Mutter weiß es und reagiert darauf. Betrachtet man das Sprachverhalten erwachsener Männer, so ist festzustellen, dass einige ihrem frühkindlichen Sprachverhalten treu geblieben sind, wenn es um das Ausdrücken von Emotionen geht. Mütter können ebenso problemlos auch noch beim erwachsenen Sohn irgendwelche Grunz-, Ächz- oder Lall-Laute dekodieren und darauf reagieren. Da viele Frauen auf das Innenleben ihres Partners seismographisch ausgerichtet sind, lernen sie rasch die Laute zu entschlüsseln und reagieren ebenfalls wie einst die Mutter darauf.

So gesehen gibt es für den Mann keinen Grund, in seinem Sprachverhalten etwas zu verändern. Es funktioniert ja eigentlich ganz gut, und er bekommt in den meisten Fällen problemlos auch das, was er will. Die Sprachlosigkeit beim Mann, was seinen Gefühlshaushalt betrifft, hat also seine Geschichte und wurde durch die Umstände unterstützt.

Daraus wird auch ersichtlich, wie die Rückgewinnung der männlichen Sprachfähigkeit zu erfolgen vermag. Der Beitrag der Frau könnte sein, dass sie lernt, nicht mehr auf irgendwelche Laute zu reagieren, sondern abzuwarten, bis Worte kommen. Damit würden wir dem Mann die Chance geben, dass er lernt, ganze Sätze zu bilden. Der Nebeneffekt für die Frau besteht darin, dass sie mit ihrer Taschenlampe nicht ständig in das Innenleben des Partners hineinleuchtet, sondern sich ihrem eigenen zuwendet. Denn da gibt es auch eine Menge zu tun.

Wie schon erwähnt, verläuft die Sprachentwicklung bei Frauen anders als bei Männern. Da, wo die Mutter beim Anblick des Knaben glänzende Augen erhält, zeigt sich beim Blick auf das Mädchen etwas anderes. Es ist ein anderer Blick, einer, der nicht uneingeschränkt erfüllt ist von hoffnungsvollem Stolz, sondern einer, der eher von schicksalsgemeinschaftlicher Besorgnis spricht. Du und ich. Wir beide gehören dem weiblichen Geschlecht an. In einer Welt, in der das Männliche völlig überbewertet wird, während das Weibliche gering geschätzt wird. In Indien und China werden seit der Ultraschalltechnik immer weniger Mädchen geboren: Schwangere lassen prüfen, ob ein richtiger Mensch, also ein Junge unterwegs ist oder ein Mädchen, und bei letzterem lassen sie abtreiben!!

Es ist also nicht der Glanz in den Augen der Mutter, der uns beflügelt und uns zu verstehen gibt, es ist schön, dass es dich gibt, sondern die Sorge. Und da die meisten Mädchen den Glanz in den Augen auch nicht von ihren Vätern erhalten, bildet sich schon früh ein Gefühl heraus: So wie ich bin, ist es nicht in Ordnung. Da, wo der Sohn sein Grundkapital für ein gutes Selbstbewusstsein generiert, wird bei uns der Grundstein für ständigen Selbstzweifel gelegt. Dieses mangelnde Selbstbewusstsein ist die Frauenkrankheit, die am weitesten verbreitet ist. Und selbstverständlich wirkt sich auch das auf unser Sprachverhalten aus. Wir sind zwar in der Lage, hochkomplizierte innere Vorgänge sprachlich zu fassen, wenn wir aber öffentlich über die desolate Straßenbeschilderung unserer Gemeinde reden sollten, dann werden wir derart unbeholfen, dass wir es vorziehen, den Mund zu halten. Das Unwertgefühl sitzt uns derart in den Knochen, dass wir davon überzeugt sind, keinen ganzen Satz sprechen zu können, ohne uns zu blamieren.

Dagegen fällt es den meisten Frauen nicht schwer, ihr Innenleben in Worte zu fassen. Auch können sie problemlos Gefühle beschreiben, mehr noch, sie können in der Küche herumhantieren und gleichzeitig über den für sie wichtigen Prozess einer Erfahrung berichten. »Stell dir vor«, sagt Esther zu ihrem Mann Fritz, »heute um vierzehn Uhr habe ich gedacht, ich rufe Susi an, da sie heute frei hat, dann habe ich aber gedacht, sie will sicher ihre Ruhe haben und ganz für sich sein, und habe dann doch nicht angerufen. Aber um fünf Uhr habe ich gedacht, ach schade, ich möchte doch etwas mit Susi plaudern und habe sie dann angerufen, und soll ich dir verraten, was sie gesagt hat: Schön, dass du anrufst. Und ich habe ihr dann gesagt, ich wollte eigentlich schon um vierzehn Uhr anrufen, habe dann aber gedacht, du möchtest deine Ruhe haben. Ach, sagte Susi, es wäre so schön gewesen, wenn du angerufen hättest, da hätte ich so richtig viel Zeit gehabt, aber jetzt wird es zeitlich etwas knapp, ich gehe heute noch zum Abendkurs.« Die meisten Männer hören nach dem ersten Drittel des Berichts nicht mehr zu. Hat sie jetzt angerufen oder nicht, denkt er, was soll denn das ganze Gerede? Einige sind gar etwas beunruhigt und befürchten, mit ihrer Frau sei etwas nicht in Ordnung.

Ich möchte alle Männer, die gelegentlich über das Sprechverhalten ihrer Frauen in Sorge geraten, beruhigen: Wenn Ihre Frau so redet, geht es ihr gut! Sie beschreibt sehr genau einen inneren Vorgang, sie beschreibt, was sie gedacht hat, erzählt, weshalb sie in dieser Weise gedacht hat, und darüber hinaus berichtet sie über eine Lernerfahrung, die sie für sehr interessant hält und die sie gerne weitergeben möchte. Sie will nämlich darüber berichten, dass sie durchaus ihrem ersten Impuls, um vierzehn Uhr ihre Freundin Susi anzurufen, hätte vertrauen können. Darüber hinaus gewährt sie ihrem Mann Einblick in ihren seelischen Haushalt, stellt Verbindlichkeit her, möchte zeigen, schau mal, so sieht es bei mir aus, und stell dir vor, ich habe heute etwas Aufregendes erlebt. Liebe Männer, das verstehen wir eben unter Beziehung, dass wir uns erzählen, wie es uns innerlich geht.

Wenn wir das Sprechverhalten von Männern und Frauen gegenüberstellen, dann wird erkenntlich, dass beide Geschlechter sowohl über einen großen Kompetenzbereich verfügen und gleichzeitig mit einer schwierigen Hypothek befrachtet sind. Der Mann kann hervorragend Reden halten, wenn es um Fakten geht, aber es fehlen ihm die Worte, wenn er über seinen Gefühlshaushalt Auskunft geben soll. Bei uns Frauen ist es umgekehrt. Wir sind die Meisterinnen für sprachliche Schilderungen unseres Innenlebens, aber das öffentliche Terrain am Rednerpult meiden wir.

Eigentlich eine ideale Voraussetzung, um voneinander zu lernen, die einen haben das, was den anderen fehlt. Dazu braucht es aber ein grundsätzliches Umdenken. Solange Männer unser Sprechverhalten als blödes Weibergeschwätz abkanzeln, werden sie nichts von uns lernen können. Wie wär's, wenn Ihr Männer uns einfach mal zuhört? Ihr könntet Euch auch einmal Gedanken darüber machen, was in einer Erzählung neben den Fakten implizit noch mitgeteilt wird! Zudem könntet Ihr von uns lernen, dass wir beim Zuhören mimische Zeichen geben, dass wir verstehen, was der andere sagt. Eine Frau sagt, wenn sie zuhört, bis zu zwanzig Mal »hmmm« und knüpft dadurch ein Beziehungsnetz, das Verständnis signalisiert. Wir lassen uns berühren vom Inhalt, lassen uns bewegen, ja, wir fühlen uns ein in die Situation des anderen, und das macht uns zu fantastischen Gesprächspartnerinnen.

Wir Frauen sollten aber auch etwas lernen. Zuerst ist es gut, eine möglichst genaue Analyse zu erstellen, wo und wie mir denn mein Selbstbewusstsein abhandengekommen ist.

Wieso bin ich diesen unsäglichen lebenshinderlichen Sätzen aufgesessen?

- Stell dich nicht in den Mittelpunkt!
- Mach dich nicht zu wichtig!
- Halt den Mund, es kommt eh nichts Gescheites raus!
- Sei still, blamier dich nicht!

Wer hat mir das angetan, mir eingeredet, ich sei nicht in Ordnung, so, wie ich bin? Wer hat das Verbrechen begangen, mich an meinen Fähigkeiten zweifeln zu lassen? Wer hat den Selbstzweifel in mein Herz gesät?

Dann gilt es, alles über Bord zu werfen, dem Schmerz und der Wut eine Sprache zu geben, die Tränen fließen zu lassen und die Trauer über die verlorene Zeit zuzulassen. Das ist natürlich nicht an einem Abend zu erledigen, sondern benötigt viel Zeit. Am besten lässt man sich dabei von einer guten Freundin begleiten, denn dieser Vorgang tut manchmal verdammt weh.

In unseren Rhetorik-Lehrgängen am Frauenseminar drehen wir jeweils zuerst einige Waschmaschinendurchgänge, spüren den Kränkungen nach, lassen die Wut kommen und geben dem Schmerz die Tränen, damit er sich auswaschen kann. Ich sage den Teilnehmerinnen dann:

»Verdammt noch mal, du bist doch ein Kind Gottes, oder wenn es dir besser gefällt: ein Königskind! Kehre zurück zu dir, dann findest du das Wunder, das du bist.«

Erst hinterher werden methodische Redetechniken gelernt. Und dann ist es auch kein Problem mehr.

Wir haben also beidseits in den eigenen Reihen zu tun. Das heißt für uns Frauen, wir stehen nicht mehr wie kleine Idioten mit unserem Primelsträußchen vor verschlossenen Türen und warten und hoffen, dass irgendwann einmal das Wunder geschieht und der Partner von seinem Innenleben erzählt. Wir übergeben ihn seinem eigenen Schicksal. Aber wir nehmen die Zügel für uns selbst in die Hand.

Die männliche Sucht: Spiritus versus Spiritualität

Ein Mann muss auf die Suche gehen
Um das heilige Feuer zu entdecken
Im Heiligtum seines eigenen Bauches
Um die Flamme in seinem Herzen zu entzünden
Um die Glut im heimischen Herd
zum Lodern zu bringen
Um seine Begeisterung für die Erde neu zu entfachen.

Sam Keen
Feuer im Bauch

Ich sagte es zwar schon, liebe Julia, die Männerrolle macht krank. Nicht nur sterben die Männer früher als Frauen und bringen sich drei Mal so häufig um wie sie, sie sterben auch doppelt so oft an Bluthochdruck, Leberzirrhose und drei Mal so oft an Bronchial- und Lungenkrebs. In den Industrieländern sterben gegenwärtig jährlich nach Angaben der Weltgesundheitsorganisation 1,5 Millionen Männer gegenüber 500.000 Frauen an den Folgen ihres Tabakkonsums. Der glänzende Entertainer Rudi Carrell, der zwei Päckchen Zigaretten am Tag rauchte und im Sommer 2006 an Lungenkarzinom starb, ist ein klassisches Beispiel dafür. In den Entzugskliniken für Alkoholkranke stellen die Männer mit Dreiviertel die Mehrheit der Besatzung, in den Gefängnissen ebenso. Männer fressen, saufen und rauchen bis zum Zusammenbruch. Sie behandeln ihren eigenen Körper wie eine Maschine, gleichgültig, unachtsam, unbarmherzig. Wenn das Herz dann endlich auf Grund jahrzehntelanger Fehlernährung und Nikotinvergiftung aus dem Rhythmus kommt, gehen sie zum Internisten mit den nüchternen Worten: »Doktor, checken Sie mal meine Pumpe durch. Die funktioniert nicht mehr richtig.«

Mit der Einnahme von Betablockern, der Einfügung eines Stent oder – noch dramatischer –, eines mehrfachen Bypasses glauben Männer dann, das Problem bewältigt zu haben. Kurze Zeit später melden sich dann die Prostata, die Bandscheiben oder die Hüftgelenke. Dann geht der Mann wiederum zum Spezialisten und kapiert immer noch nichts. Dass er gerade mit seiner hyperaktiven Supermännlichkeit und Leistungsbesessenheit die klassische Krankheitspersönlichkeit darstellt, begreift der männliche Simplicius Simplicissimus natürlich ebenso wenig.

Eine Depression, ob endogen oder reaktiv, mag ein richtiger Mann nicht zugeben, das ist Weiberkram, eine Erscheinung von psychisch Labilen. Prompt diagnostizieren denn auch die Ärzte, im unausgesprochenen Bündnis mit dem Patienten, die Krankheit Depression bei Männern weniger oft als bei Frauen. Männer meiden Vorsorgeuntersuchungen, sie erleiden sechs Mal häufiger einen Herzinfarkt. Wenn der Mann gar nicht mehr weiterkommt und seine Seele nach Erbarmen schreit, dann flüchtet er in die Parallelwelt der Süchte. Hinter jeder Sucht steht ein individuelles Schicksal. Hinter jeder Sucht steckt die Sehnsucht – nach Anerkennung, Erfüllung, spiritueller Geborgenheit und Liebe.

Greifen wir einmal fünf Süchte heraus: Arbeitssucht, Computersucht, Esssucht, Nikotinsucht, Alkoholsucht. Gerade in der zweiten Lebenshälfte, in der die »Midlife-Crisis« den ungefestigten Mann erfasst, stürzt er sich in das süchtige Arbeiten, um seine innere Leere nicht spüren zu müssen. Die Arbeitssucht ist ebenso geräusch- und geruchlos wie gesellschaftlich hoch angesehen. Wie viele Männer lerne ich kennen, die vor lauter Arbeit nicht mehr aus den Augen sehen. Sie lassen alle menschlichen Beziehungen verwahrlosen und rennen wie besessen ihrer Arbeit hinterher. Ihre Tage und Stunden, ihr Denken und Fühlen ist einzig und allein von der Arbeit erfüllt. Sie kennen kein anderes Thema. Sie sind längst in einem Teufelskreis angelangt. Mit ihrem obsessiven Arbeiten haben sie die Beziehung zu ihrer Frau und den Kindern vernachlässigt. Mittlerweile stellen sie die Frage nach dem Sinn ihres Lebens und Treibens nicht mehr. Weil sie keine Welt mehr außerhalb der Arbeit kennen, stürzen sie sich in diese. Sie laufen wie ein Hamster im Rad, pausenlos, endlos. Den Schlaf verkürzen sie auf ein Minimum.

Oft sind, um in der Fachsprache zu sprechen, Polytoxicomane dabei, das heißt Mehrfachsüchtige, die den Griff zur Zigarette und/oder zur Flasche längst nicht mehr lassen können. Mir ist noch der tragische Fall des Mannes einer Klientin in Erinnerung. Sie erzählte mir: »Mein Mann arbeitete wie gehetzt. Er ahmte wohl unbewusst seinen Vater nach, der mit vierundfünfzig Jahren als ein wahrer Arbeitsmaniak im Bürostuhl mit einem Hinterwandinfarkt zusammengebrochen war. Mein Mann hatte keinen Freund, keine Freizeit und keine privaten Leidenschaften. Seine einzigen ›Hobbys‹ waren Kaffeetrinken und Kettenrauchen. Ich bat und bettelte, dass er sich eine Auszeit gönnen und eine Klinik aufsuchen möge. Es war alles vergebens. An einem Montagmorgen kam er kreidebleich und mit Herzschmerzen unversehens aus dem Büro nach Hause zurück. Ich steckte ihn ins Bett und wollte den Notarzt rufen. Das lehnte er vehement ab. Er habe ja seine Herztabletten. Davon nahm er welche ein. Ich musste dringend zur Arbeit und bat ihn noch einmal, bei einer Verschlimmerung seines Zustandes den Arzt anzurufen. Er versprach es lauwarm. Von meiner Arbeitsstelle aus rief ich ihn mehrfach auf seinem Handy und unserem Festnetz an. Er ging nicht ans Telefon. Ich war beunruhigt. Am Nachmittag hielt ich es nicht mehr aus. Ich verließ meine Arbeit und kehrte nach Hause zurück. Das Schlafzimmer war leer. Ich ging in sein Arbeitszimmer. Dort saß er vor dem flimmernden Computer. Er war tot.«

Andere Männer flüchten Abend für Abend hinter den Computer. Es ist längst keine pure Freude mehr für sie. Sie werden dabei unbeweglich. Sie lesen nicht mehr. Sie gehen in keinen Film und kein Theater, kein Konzert und kein Kabarett. Sie verkümmern in ihrer Kommunikation. Stumm sitzen sie vor ihrer Maschine, surfen, ohne je aufhören zu können, in den Chatrooms des Internet. Das Problem liegt nicht im Internet. Es ist eine großartige Einrichtung, wenn es richtig genutzt wird. Es ist wie mit dem Fernsehen: Das Fernsehen macht Kluge klüger und Dumme dümmer. Man muss nur auswählen und sich vor der Flut schützen können. Wovor flüchten diese Männer? Vor der wirklichen Begegnung mit ihrer Frau? Vor der Frage nach ihren schöpferischen Potenzen? Vor der Angst vor ihrer Endlichkeit und den verrinnenden Jahren? Vor dem Verlust ihrer einst potenten und schönen Männlichkeit?

Sicher ist nach Angaben der Experten, dass die Zahl der Internetsüchtigen zwischen fünf und zehn Prozent der Benutzer ausmacht. Da kann in Deutschland leicht die Zahl von einigen Millionen Computerabhängigen, vor allem Männern, herauskommen. Wie die Fernsehsucht ist die Computersucht ein Massenphänomen, ein Krankheitssyndrom des entfremdeten Lebens. Die Parallele zwischen den süchtigen »Usern« und ihrer Online-Krankheit zur Alkoholabhängigkeit ist frappant: Wie die Droge aus der Flasche ist das Internet rund um die Uhr verfügbar. Je mehr Zeit der Mann der virtuellen Geschäftigkeit opfert, desto mehr bleiben seine realen menschlichen Kontakte auf der Strecke. Das mag sich kein Internetabhängiger eingestehen. Genau das ist die Suchtproblematik des Internetabhängigen, das Leugnen, das fehlende Problembewusstsein. Welcher Trinker würde schon freiwillig von sich sagen: »Gestatten Sie, ich bin Alkoholiker«?

Das Internet hat binnen eines Jahres 1,1 Millionen neue Nutzer gewonnen. 38,6 Millionen Jugendliche und Erwachsene sind im Netz. Das sind 59,5 Prozent, wie die Online-Studie 2006 von ARD und ZDF festhält. Durchschnittlich achtundvierzig Minuten widmen sich die Erwachsenen (Jugendliche mehr) dem Internet. Diese Zeit gehe aber nicht auf Kosten des Fernsehkonsums.

Mit zweihundertfünfunddreißig (!) Minuten täglich halte sich dieser auf »hohem Niveau«.

Worüber Männer nicht gern sprechen und was sie als Problem verdrängen, ist oft auch ihre Esssucht. Männer essen nicht nur notorisch das Falsche – billige Auszugsmehlbrote, Fabrikzucker und industrielle Fette –, sie essen auch falsch, das heißt unmäßig. Sie stopfen das Seelenloch mit dem Surrogat, dem Ersatzstoff des Essens, zu. Als Fast-Food-Junkies machen sie sich im Gegensatz zu den Frauen keine Sorgen über ihr verfettetes Aussehen und die drohenden Krankheitsfolgen. Sie übernehmen ganz einfach von der Frauenbewegung den alten Slogan »Mein Bauch gehört mir«. Sie sehen nicht, dass sich ihr seelisches Problem längst psychosomatisiert, das heißt verkörperlicht hat.

Beim Übergewichtssyndrom sind die Männer in den hoch industrialisierten Staaten deutlich vorn, aber sie nehmen es nicht zur Kenntnis. Ein Hundertzwanzig-Kilo-Mann sagte mir in der Beratung gemütlich-humorig: »Ich esse gern. Das ist mein Privatvergnügen. Wenn ich früher sterbe, wen geht das etwas an?« Seine Frau saß bei diesen Worten wie versteinert neben ihm. Ob sie es wohl als ihr Privatvergnügen empfinden wird, dem vorzeitig siechen Mann eines Tages die Bettpfanne unterzuschieben und ihn füttern zu müssen?

Das Rauchen hat sich längst zu einer Massensucht besonders der Jungen und Männer entwickelt. Rund zwanzig Millionen Menschen rauchen in der Bundesrepublik. Das Einstiegsalter in die Droge liegt bei 12,5 Jahren. Hierzulande sterben statistisch ausgewiesen über einhunderttausend Menschen pro Jahr an den Folgen des

Nikotins. Da das Rauchen über Jahrzehnte hindurch eine funktionelle Verengung der Gefäße, den Nikotinangiospasmus, bewirkt, sind anatomische Wucherungen der Gefäßinnenhaut und Verdickungen der Gefäßwände die Folge. Herzinfarkt, Raucherbein, Lungenkrebs, chronische Bronchitis, Lungenschäden treten auf. Bei Männern führt der starke Nikotinmissbrauch häufig zu Impotenz, der erektilen Dysfunktion. Bei Frauen kann er zu Störungen der Menstruation, einschließlich der Raucheramenorrhoe, dem gänzlichen Ausbleiben der Regelblutung, zu Schwächung der Gebärfähigkeit und zur Schädigung des Babys führen. An den Folgen des Passivrauchens sterben zirka dreitausend Menschen jährlich in Deutschland. Jetzt erst geht es auch hierzulande langsam der Zigarettenlobby an den Kragen. Die Einrichtung rauchfreier öffentlicher und gastronomischer Räume würde endlich Wirklichkeit.

Warum rauchen Männer so besonders häufig? Ich habe mich das selbst gefragt. Bis zum vierzigsten Lebensjahr habe ich dicke Zigarren geraucht. Die Ursache war Angeberei. Ich wollte als Schüler mein mickriges Selbstbewusstsein gegenüber den Mädchen aufpäppeln und den großen Kerl markieren. Nach der Art von Humphrey Bogart, wenn er, die Kippe schräg im Mund, die Schöne anknurrt: »Schau mir in die Augen, Kleines.«

Von den Zigaretten rauchenden Männern weiß ich, dass sie den Glimmstängel als Kommunikationskrücke und zum Aufputschen benutzen. Berthold gestand mir: »Ich empfand das Rauchen immer als einen Genuss. Ich liebte die Zigarette nach dem Essen, beim Kaffee, beim Bier oder beim Fernsehen. Die erste Zigarette am Morgen, die letzte am Abend, im Labor der Griff zur Zigarette, bei der Teambesprechung. Ich bin eher ein introvertierter Typ und habe Scheu vor Menschen. Das Rauchen erleichtert mir den Kontakt mit anderen. Wenn ich Gesprächspartnern eine Zigarette anbiete, dann entsteht eine gemütliche, angenehm ritualisierte Situation, die mir über die Spannung hinweghilft. Ich habe das Rauchen eigentlich in fast jeder Situation als eine Hilfe empfunden. Es beruhigte mich, wenn ich mich ärgerte oder unter Stress war. Dann beschäftigte ich mich eben mit meiner Zigarette. Das Rauchen gab mir immer auch die Möglichkeit, eine Art Arbeitspause einzulegen. Mit dem Rauchen meinte ich, mich besser konzentrieren zu können. Die Zigarette war mir ein stummer Freund und Schutzgeist. Heute denke ich manchmal, die Zigarette ersetzte mir das fehlende Gegenüber, den Freund, manchmal auch die Partnerin. Meine Frau Renate sagte einmal zu mir: ›Ich glaube, du brauchst mich gar nicht. Hauptsache, du bist mit deiner Zigarette allein.‹«

Berthold, inzwischen entwöhnt, sah seine Rauchersucht illusionslos. Nicht weniger schreckte ihn, welche Unsummen von Geld er verqualmt hatte. Er machte mir gegenüber folgende Rechnung auf: »Ich habe dreißig Jahre lang, genau sind es zweiunddreißig Jahre, jeden Tag mindestens dreißig Zigaretten geraucht (oft mehr), das macht über dreihunderttausend Zigaretten. Das wäre der Grundstock für ein Haus gewesen. Das Groteske ist, dass ich mir als Chemiker über die Gefährlichkeit des Nikotins klar war. Im Tabakrauch sind potenziell viertausend verschiedene chemische Stoffe, viele davon sind giftig, und mehr als fünfzig davon sind krebserregend, insbesondere aromatische Kohlenwasserstoffe und Nitrosamine.«

Als Berthold wegen einer beginnenden Impotenz zum Urologen musste und dieser fragte, ob er rauche, stellte er am gleichen Tag sofort und für alle Zeiten das Rauchen ein. Heute erkennt er: »Ich möchte die Leistung meiner Nikotinaufgabe nicht idealisieren, aber sie hat mich für das Leben offen gemacht. Gleichzeitig habe ich auch, allerdings in einer längeren Wegstrecke, das manische Kaffeetrinken beendet. In meinem Labor lief die Kaffeemaschine von acht Uhr morgens bis fünf Uhr nachmittags. Auch mit meiner Koffeinsucht versuchte ich, Spannungssituationen zu bewältigen und mir künstlich Energie zu verschaffen. Dabei weiß ich als Chemiker ebenfalls, dass dem kurzfristigen energetischen Aufschwung des Koffeins auf dem Fuße im gleichen Umfang das Absacken, der Energieverlust folgt. Früher waren das Koffein und das Nikotin stärker als ich, heute bin ich der Sieger.«

Bleibt die Alkoholabhängigkeit. Sie ist eine Krankheit. Man kann sie angehen. Sie ist keine Schmach. Die Anonymen Alkoholiker sagen es so treffend: »Es ist keine Schande, alkoholkrank zu sein, es ist eine Schande, nichts dagegen zu tun.« Um es auf den knappsten Nenner zu bringen: Wenn Männer schweigen, saufen sie. Würden sie sich öffnen und über ihre Nöte sprechen, bekämen sie Hilfe. Überall im Leben gibt es Hilfe. Man(n) muss nur eine Hand nach rechts und eine Hand nach links ausstrecken. Aber lieber spielt er den einsamen Helden und taucht im alkoholischen Feuchtbiotop unter.

Hinter jedem Alkoholmissbrauch steckt eine individuelle Geschichte der Probleme, der ungelösten Konflikte und Vereinsamung. Horst, als Junge in schlechten familiären Verhältnissen aufgewachsen und von Minderwertigkeitskomplexen geplagt, sagte in der Therapie: »Ich wäre früher froh gewesen, wenn ich einen väterlichen Freund gehabt und den einen oder anderen Rat von ihm bekommen hätte. Wahrscheinlich hätte ich dann schon viel früher mit einer Therapie begonnen. Im Nachhinein betrachtet war der Alkohol der ›Freund‹ in meinem Leben. Im Alkohol habe ich Entspannung gesucht und gefunden. Beim Männerstammtisch habe ich Alkoholfreunde gehabt, bei denen ich geborgen war und auch ein Stück ›Heimat‹ gefunden hatte.« Alkoholfreunde?!

Spiritus versus Spiritualität, das heißt Weingeist gegen Geistigkeit. Der Mensch lebt nicht vom Brot allein. Er braucht ein Leben, bestimmt aus der Geistigkeit. Nichts anderes heißt Spiritualität (lateinisch *spiritus, Geist*). Männer müssen sich die vier Fragen des Philosophen Immanuel Kant stellen: »Was kann ich wissen? Was soll ich tun? Was darf ich hoffen? Was ist der Mensch?« Hier muss man sich der Angst stellen, die es kostet, ein schwacher Mensch zu sein. Es ist kein Zufall, dass uns das Grimmsche Märchen von dem Jungen erzählt, »der auszog, das Fürchten zu lernen«. Männer verdrängen die Angst und landen stattdessen in der Geschäftigkeit und Verdrängung.

Die Moderne steht unter dem Sternzeichen neuer Ängste: Angst in einer Welt ohne Gott. Angst vor der Arbeitslosigkeit in einem seelenlosen Kapitalismus globalistischer Kälte. Angst vor Kriegen. Angst vor Heimatverlust in einer mobilen Gesellschaft. Angst vor der Technik. Angst vor beruflichem Versagen. Angst vor Abstieg in die

Armut. Angst vor dem eigenen Tod. In einer Zeit der transzendentalen Obdachlosigkeit ist der Mensch, in Sartres genialer Formulierung, »zur Freiheit verurteilt«.

Männer reagieren darauf mit Fluchtmechanismen. Der schleswig-holsteinische Ministerpräsident Uwe Barschel ließ sich in den letzten sieben Jahren vor seinem spektakulären Tod im Genfer Hotel Beau-Rivage von seinen Ärzten Unmengen an Psychopharmaka verschreiben. Der politische Senkrechtstarter musste eine Wahlniederlage befürchten. Auch der umtriebige Politiker Jürgen W. Möllemann, der 2003 aus Angst vor einem Finanzskandal den Fallschirm nicht öffnete und in den Tod sprang, war ein eifriger Benutzer der Pharma-Sonnenbrille für die Seele.

Das Individuum fühlt sich »allein in der weiten Leichengruft des Alls«, wie es der Dichter Jean Paul in einer »Rede des toten Christus vom Weltgebäude herab, dass kein Gott sei« formuliert hat. Gerade weil Männer immer noch die Hauptverdiener in der Familie sind, empfinden sie eine Knochenangst, Wohlstand und Sicherheit durch Arbeitslosigkeit oder eine Wirtschaftskrise zu verlieren. Doch sie verdrängen ihre existenzielle Unsicherheit und decken sie zu mit Schweigen oder Süchten. Alleine die Fähigkeit des Mannes, sich dieser »Geworfenheit« (Sartre) des modernen Menschen zu stellen, die Angst zu bekennen, sich der eigenen Endlichkeit zu stellen und sich weltanschaulich zu positionieren, kann den Mann von seinen Lebenslügen befreien.

Der Existenzphilosoph Sören Kierkegaard beschreibt die Lage und den Lösungsweg des authentischen Mannes so: »Und dies ist die schlichte Wahrheit: Zu leben heißt, sich verloren zu fühlen. Wer das akzeptiert, ist bereits dabei, zu sich selbst zu finden und festen Boden unter die Füße zu bekommen. Wie ein Schiffbrüchiger wird er instinktiv nach etwas Ausschau halten, an das er sich anklammern kann; und dieser tragische, rücksichtslose Blick, der absolut ehrlich ist, weil es sich um eine Frage des Überlebens handelt, wird dazu führen, dass er Ordnung im Chaos seines Lebens schafft. Solche sind die einzigen echten Ideen der Schiffbrüchigen. Alles Übrige ist Rhetorik, Pose, Farce.«

Frauen zeigen sich für psychologische, philosophische und »transzendente« Fragen offener. Allerdings neigen sie manchmal auch, wie ich meine, zu einer verquasten Esoterik jenseits der Geistestraditionen des Abendlandes. Wie siehst Du das, Julia?

Liebes-Pingpong

Die weibliche Sucht: Du in mir und ich in dir

Wenn ich damit beginne, die weiblichen Süchte aufzulisten, dann können wir Euch durchaus das Wasser reichen. Damit will ich sagen: Wir können auch mitreden, wenn es um Süchte geht. Auch uns macht die Sucht krank. Wir sind ebenfalls leiderfahren und vielfach erprobt, wenn es um die oft vergebliche Überwindung von Suchtverhalten geht.

Und ich will auch gleich vorwegnehmen, weshalb mir so viel daran liegt, mich als kompetente Partnerin auszuweisen, wenn es um Suchtproblematik geht. Ich weiß aus eigener Erfahrung, dass nichts schlimmer ist, als sich von Personen etwas sagen zu lassen, die keine Erfahrungskompetenz mitbringen. Seit Jahrzehnten kämpfe ich gegen mein Übergewicht, habe sowohl meine eigene Gewichtsbiographie als auch diejenige anderer Frauen seziert, leitete über zwei Jahre eine Forschungsgruppe für übergewichtige Frauen und habe dabei erstaunliche Entdeckungen gemacht, die zweifellos auch für andere Süchte gelten.

Grundsätzlich lässt sich feststellen: Sucht hat immer etwas mit »suchen« zu tun. Schließlich ist es die Signatur des menschlichen Wesens, dass wir nicht einfach in den

Tag hineindösen, sondern uns über unser Dasein Gedanken machen. Allerdings gelingt uns oft die direkte gedankliche Verknüpfung zu grundlegenden Daseinsfragen nicht, sondern wir irren herum, fahnden mal links, mal rechts, mal nach oben, mal nach unten, dann greifen wir zur Flasche, zur Zigarette, zu Drogen, zum Internet, zur Sahnetorte oder zum Schweinebraten. So gesehen liegt jedem Suchtverhalten ein Suchen nach dem Sinn des eigenen Daseins zugrunde oder, um es noch pointierter zu sagen: Wir suchen nach Gott. Deshalb ist es auch nicht verwunderlich, dass Konzepte für die Drogenentziehung mit konzeptuell religiösem Hintergrund die größten Erfolgsquoten aufweisen.

Eigentlich könnte man das menschliche Suchtverhalten als etwas beschreiben, das durchaus einem gesunden Bedürfnis nach Transzendenz entspringt. Die Tatsache aber, dass wir zu den falschen Methoden und Fahrzeugen auf dem Weg zu dieser greifen, lässt nicht selten aus dem ursprünglichen Impuls eine Katastrophe entstehen. Und wenn wir dann so richtig in der Sucht gelandet sind, lässt sich aus dem Bild, das wir abgeben, nur noch schwer der Wunsch erkennen, Fragen nach dem Dasein des Lebens lösen zu wollen. Ein Stockbesoffener lallt eventuell noch »Wozu lebe ich eigentlich?«, aber niemand wird sich inhaltlich ernsthaft damit beschäftigen wollen.

Was nun die typischen weiblichen Süchte betrifft, so sind sie ebenfalls bis zur Unkenntlichkeit getarnt. Sie lassen sich in zwei Gruppen einteilen. Einmal die narzisstische, sich selbst erhöhende Sucht, wie die Sucht nach Schönheit oder Schlankheit. Auf der anderen Seite, quasi als Gegenbewegung dazu, die Sucht nach absoluter Symbiose, die sich darin zeigt, dass sich die Frau nur noch über einen andern Menschen definiert und wahrnimmt. In der Regel über den Partner oder die Kinder.

Betrachten wir die narzisstischen Süchte. Dazu gehören Schönheitssucht, Diät-Völlerei und Schlankheitsbesessenheit. Dass das alles nichts mit der Sehnsucht nach Gesundheit zu tun hat, muss ich ja nicht speziell erwähnen. Die Bilder, die sich uns in diesen Bereichen bieten, könnten dazu verführen, am Verstand dieser Frauen zu zweifeln. Da erleben wir im Freundinnenkreis, wie sich eine Frau hoffnungsfroh Fett absaugen lässt, wir freuen uns eventuell sogar neidlos, dass es ihr auf diese Weise geglückt ist, die verhassten Reiterhosen loszuwerden, und können dann miterleben, wie sich der alte Zustand langsam wieder einstellt und nach fünf Monaten die Pölsterchen wieder am altbewährten Platz sind. Und bevor wir uns richtig wundern, können wir mitverfolgen, dass bereits die nächsten Maßnahmen ausgeheckt werden.

Vielleicht gehören wir ja auch selbst zu den Frauen, die von einer Hoffnung in die nächste torkeln. Bei Diäten ist das besonders eindrucksvoll: Zuerst verlieren wir relativ rasch und mühelos vier Kilo, denken, jetzt haben wir alles im Griff, werden euphorisch, schlüpfen behände in die einst zu enge Hose und fühlen uns vom lieben Gott persönlich geküsst, wenn wir in der Lage sind, den Reißverschluss zu schließen. Rasch verschenken wir alle Kleider mit der geschmähten Kleidergröße und kaufen kleinere. Noch bevor wir den Höhenrausch so richtig ausgekostet haben, geschieht etwas mit uns, und wir wissen nicht, was los ist: Die verlorenen Pfunde schleichen sich lautlos wieder ein, mehr noch, sie bringen auch noch ihre Freunde mit, das heißt: Jede Diät endet langfristig mit einem erneuten Gewichtsanstieg. Ich sage das ohne Häme, denn ich weiß, wie sich das anfühlt. Ich war selbst in diesem Diätwahnsinn gefangen, irgendwann kam dann nur noch Nullfasten in Frage. Schließlich dachte ich, wo nichts rein kommt, kann sich auch nichts festsetzen. Wenn ich alle Fastenwochen zusammenzähle, komme ich auf sechsundfünfzig Wochen, also auf ein ganzes Jahr ohne Essen. Und trotzdem. In einer Sternstunde habe ich dann doch die Notbremse gezogen und gesagt: Schluss jetzt. Es gibt nur noch eines: Zurückfinden zum inneren Gleichgewicht. Daraufhin habe ich mir mein eigenes Programm zusammengestellt. Nicht ohne Erfolg. Ich bin zwar seither nicht dünner geworden, aber, und das ist für mich der Schlüssel, auch nicht dicker. Ich erzähle das, um aufzuzeigen, dass ich sehr wohl weiß, wovon ich rede. Wie gesagt, nichts ist schlimmer, als sich etwas von jemandem sagen zu lassen, der nie selber in einer Sucht gefangen war. Es kommt vor, dass solche »Fachleute« den Diätsüchtigen erzählen, bei ihrer Sucht handle es sich nicht um Diätsucht, sondern um Esssucht, und ihnen fehle lediglich die Disziplin! Essen als Ersatz. Essen als Kompensation. Essen, um die innere Leere zu füllen usw. Das hört sich zwar alles gut an, klingt auch psychologisch gut, geht aber am Thema vorbei. Aus meiner Forschungsarbeit weiß ich inzwischen: Wer einmal in den organischen Ablauf von Hunger und Sättigungsgefühl mit dem Ziel eingegriffen hat, abnehmen zu wollen, wird mit größter Wahrscheinlichkeit ein zusätzliches Problem erhalten. Bewusst und vom Intellekt gesteuert, greifen wir in einen völlig autonomen und natürlichen Vorgang in unserem Körper ein und landen damit bereits auf der Suchtseite. Wir unterdrücken dabei die natürliche Beziehung zu unserem Körperempfinden und ersetzen sie durch Diktate, die wir in unserem Hirn zusammenschustern. Wir errichten Verbotstafeln für bestimmte Nahrungsmittel und hören nicht auf unser Verlangen. So entfernen wir uns immer weiter von uns selbst. Und irgendwann schlägt der stiefmütterlich behandelte Körper einfach zurück, durchbricht wütend mit einer nicht mehr steuerbaren Vehemenz sämtliche Kalorienzähltabellen und haut wie ein Pubertierender in die verbotenen Tasten: Alkohol, Drogen, Zucker, Weißmehl. Der Körper versucht zunächst, mit diesen Giften fertig zu werden, und gibt Signale, die aber allesamt missverstanden werden.

Noch schlimmer wird es, wenn wir beginnen, mit psychologischen Tarnfragen in unser Inneres zu horchen und danach fahnden, ob wir vielleicht sexuell nicht auf unsere Kosten kommen oder überlegen, ob da eventuell eine frühkindliche orale Phase nicht günstig verlaufen ist und wir uns deshalb künftig auf Kokosmakronen fixiert haben. Und während wir uns immer tiefer in die Psychofalle hineingraben, steigt unser Gewicht auf der Waage zuverlässig und stetig. Dabei müssten wir uns einfach nur mit der Zusammensetzung der Nahrungsmittel beschäftigen, dann würden wir interessante Zusammenhänge entdecken: Zucker- und Weißmehlsucht hat mit Unwissenheit und nichts mit psychischen Defekten zu tun.

Der ursprüngliche Impuls für jegliches Suchtverhalten ist ein anderer: Wir tragen in uns Fragen, auf die wir keine Antworten haben, und beginnen zu suchen. Und wie es sich auf einer Schatzsuche ereignen kann, verfehlen wir die erste Abzweigung und verirren uns immer mehr in den Dschungel. Da gibt es nur eines: Rückkehr zum Anfang und nochmals beginnen.

Die Schönheitssucht heißt letztlich nichts anderes als: Ich erahne die Handschrift der Gottheit und ich sehne mich danach, meinem eigenen Urbild zu entsprechen.

Die andere Variante der weiblichen Sucht, in der die Frau symbiotisch in einer Partnerschaft aufgeht, oder besser gesagt sich zum Verschwinden bringt, führt auf denselben Impuls zurück. Anstelle einer Erahnung des eigenen göttlichen Ursprungs wird der Partner gesetzt. Über ihn erfahren wir die Welt, er ist die Schnittstelle zwischen mir und meiner Welt, ohne ihn läuft gar nichts. Er wird zum Zentrum all unseres Denkens und Handelns, wir orientieren uns an ihm, durch ihn, es gibt uns gar nicht ohne ihn. Ohne ihn sind wir nichts. Unsere Gedanken sind in seinem Denknetz beheimatet, es gibt keine eigenen Denkwege, kein kritisches sich Auseinandersetzen. ER ist alles. Göttergleich. Das Kind bedeutet dann die Krönung der Vereinigung, den Zenit unserer Sehnsucht. Selbst wenn wir hinterher erleben, dass es nichts Trennenderes gibt als das Kind.

Wir Psychologen und Psychologinnen nennen dies die klassische abgeleitete Identität. Eine solche Frau lässt sich auch kränken, demütigen und schlagen. Man wundert sich, warum sie den Partner nicht verlässt, und übersieht dabei, dass sie es gar nicht kann. Denn wenn sie ihn verlassen würde, gäbe es sie nicht mehr. Die Sehnsucht nach Gott hat sich in verhängnisvoller Weise auf den

Partner übertragen. Eine symbiotische Beziehung ist tödlich infiziert. Es ist nur eine Frage der Zeit, wie lange sie in der engen Umklammerung ohne Luftholen auskommen kann.

Für uns Frauen gibt es da eigentlich nur eine einzige Lösung: Rückkehr zu uns selbst. Dazu ist es vielleicht nötig, einige Korrekturen vorzunehmen und uns unseren eigenen Tempel zu bauen. In uns. Es versteht sich von selbst, dass das nicht mitten im Lärm geschehen kann, sondern in aller Stille. Ich glaube nicht, dass dabei diverse esoterische Zirkusveranstaltungen hilfreich sind. Ich sehe keinen Sinn darin, Kurse zu besuchen, um bei anderen die rosarote Aura zu erkennen. Ich bezweifle, dass organisierte Frömmigkeit der richtige Weg ist. Und ich glaube auch nicht, dass spirituelle Zirkel heilsbringend sind. Ich habe zu viele Menschen dabei scheitern sehen, meditierend, geschwätzig, tanzend, singend, lustwandelnd mit einem Bild ihres Meisters auf der Brust, fernab jeder Läuterung. Und ich habe einige Gurus beobachten können, denen es gelang, ihre eigenen neurotischen Strukturen als Heilsweg zu verkaufen, was zweifellos für ein gewisses wirtschaftliches Geschick spricht, aber mit dem Eigentlichen nichts zu tun hat.

Was aber ist das Eigentliche? Wonach suchen wir? Auf welche Fragen suchen wir eine Antwort?

Es sind immer die gleichen Fragen, die Menschen bewegen: Wer bin ich? Warum bin ich? Woher komme ich? Wohin gehe ich? Oder, wie Du, lieber Mathias, es nach Kant zitierst: »Was kann ich wissen? Was soll ich tun? Was darf ich hoffen? Was ist der Mensch?« – das gilt für Frauen und Männer.

Sind es nicht diese Fragen, die mich als menschliches Wesen auszeichnen? Also gut. Dann mach ich mich auf den Weg, sie zu beantworten. Es sind die Fragen, die sich sofort zur Unkenntlichkeit verändern, wenn wir sie nicht behutsam und in Ruhe angehen. Vielleicht morgens zwischen fünf und sechs Uhr, wenn noch niemand etwas von mir will. Möglicherweise finde ich Menschen, die mich auf diesem Weg sorgfältig und einfühlsam begleiten, mich unterstützen, mir behilflich sind. Aber zuerst muss ich den Weg durch das Dickicht zu mir selbst finden, zu meiner eigenen Urquelle. Und auf diesem Weg kann ich niemanden brauchen, der dazwischenschwatzt und mir sagt, was ich zu tun habe, der mir einredet, was ich für Defekte habe und wie ich sie beseitigen kann. Ich brauche lediglich eine Hebamme, die mir im richtigen Moment die Nabelschnur durchtrennt, damit ich selbst atmen kann.

So gesehen erhält die Sucht eine andere Dimension. Jedenfalls wird klar, dass wir die letzten Antworten auf unser Dasein weder im Alkohol noch in Drogen oder in der Schönheitschirurgie finden können, sondern nur im Rückzug auf uns selbst. Damit wir das Leben entdecken, das Wunder, das ich bin. Und vielleicht haben wir Frauen da Euch gegenüber einen kleinen Vorsprung, wenn wir plötzlich die Welt in einem Kinderlachen entdecken, das Paradies auf einer Blumenwiese erahnen und die Offenbarung eines aufgerissenen Himmels durch eine Baumkrone sehen.

Immer feste druff!
Männer und Sexualität

Beim Liebesspiel ist es wie beim Autofahren:
Die Frauen mögen die Umleitung,
die Männer die Abkürzung.

Jeanne Moreau

WELCHER MANN LIEBT nicht den Sex, liebe Julia! Viele Männer sind, im Sinne des vorhergehenden Kapitels, sogar süchtig nach Sex. Die Krise des Mannes geht an seiner Sexualität nicht vorbei. Vielleicht wird sie in ihr sogar besonders deutlich. Gute Sexualität ist ja ein gewaltiger Kraftquell, der dem Mann seine Männlichkeit bestätigt und ihm die Lebensfreude bis in die letzte Zelle jagt.

Wie die Frauen in der Frauenbewegung die Vagina zum lustvollen Symbol der Weiblichkeit verdichteten, darf der Mann die Freude an seinem Penis genießen. Er wehrt sich zu Recht, wenn Frauen verlegen vom »Schniedel«, »Pillermann« oder vom »Piephähnchen«(!) sprechen. Erst die Amtskirche machte den Penis zu einem *pudendum*, also einer Sache, derer sich der Mann zu schämen hat. Dies ist ebenso klösterlich prüde und abwertend, wie wenn man vom Venushügel und den Lustlippen der Frau als von dem »Schamhügel« und den »Schamlippen« spricht.

Die Griechen huldigten den Penis als Phallus auf ihren dionysischen Festen und boten ihm Weihegaben an. Der Phallus stand als Manneskraft für das Zeugende und Schöpferische schlechthin. Der Begriff *phallos* war religiös-mythisch erhöht, anatomisch bezeichnete man das männliche Glied als *peos*, den Schwanz. Die Römer liebten meterhohe Phallusabbildungen aus Stein. Kaiser Augustus nannte seinen Freund, den Dichter Horaz, liebevoll seinen »purissimum penem«, seinen allerbesten Penis. Der Phalluskult der dionysischen Mysterien zielte nach Nietzsche auf das »Jasagen zum Leben«. Des Mannes Geschlechtlichkeit sei zugleich schöpferische Wollust gewesen.

Wer als Mann die Sexualität mechanisiert und in der Männersprache vom »Bumsen, Ficken und Vögeln« des Sexualobjektes Frau schwadroniert, der bringt sich selbst um das Mysterium, die Schönheit und die Wildheit der ekstatischen Sexualität. Mir scheint, dass die Frauen in den letzten Jahrzehnten des vergangenen Jahrhunderts die Befreiung ihrer Sexualität mit großer Kühnheit unternommen haben. Diese Revolution des Eros steht bei den Männern des dritten Jahrtausends erst noch an.

Die Misere der männlichen Sexualität erfahre ich täglich neu in den Sprechstunden von den betroffenen Frauen. Viele Männer gehen mit ihrem Penis wie mit einem Rambo um. Er fungiert als Rammbock, ja fast als eine Waffe. Der Mann zeigt beim Geschlechtsverkehr – was für ein grässliches Wort (»Rechts hat Vorfahrt«) – keine Gefühle. Stumm wie ein Schellfisch werkelt er an der

Frau herum und liefert seine sexuelle Laubsägearbeit ab. Oder er macht den Sex zum Spitzensport und trimmt ihn auf Leistung. Auf jedem Pornostreifen wird sichtbar: Da rammeln Männer im Akkord und stoßen auf und nieder mit der Geschwindigkeit eines Zwölfzylinders.

Selbstverständlich übernimmt der Mann in der Sexualität grundsätzlich immer die Führung. Er weiß ja auch sonst schließlich immer alles. Auf die verwegene Idee, die Frau einmal zu fragen, was ihr erotisch gut tut, kommt er erst gar nicht. Es ist wie beim realen Verkehr in der Großstadt. Lieber fährt der Mann, dem das Navigationsgerät ausgefallen ist, eine Stunde herum, anstatt einmal einen der Einheimischen nach dem Weg zu fragen …

Männer bewegen sich in der Sexualität wie der Westernheld im Saloon – immer schussbereit. Alles läuft immer gleich auf den Sex heraus. Die Frau muss ihn nur anlächeln, sofort geht er ihr an die Wäsche. Ist es nicht ein intellektuelles Waterloo für uns Männer, dass Frauen ausdrücklich darauf hinweisen müssen, dass sie jetzt nur Zärtlichkeit wünschen und keinen Sex. Dass man eine Frau einfach nur zärtlich umarmen und sie streicheln kann, das ist vielen Männern so unerklärlich wie Albert Einsteins Relativitätstheorie. Sex ist selbstverständlich für Männer immer Geschlechtsverkehr. Alles was »darunter« ist, zählt nicht. Wenn Männer ausnahmsweise einmal statt ihrer heißgeliebten Computerjournale das indische *Kamasutra* oder das chinesische *Tao der Liebe* lesen würden, könnten sie zu ihrer grenzenlosen Verblüffung entdecken, dass es Dutzende nicht-koitale erotische Begegnungen zwischen Mann und Frau gibt, die alle Sinne lodern lassen.

Männer identifizieren Sex durchgängig mit einer Erektion. Deshalb sind sie auch tödlich erschrocken, wenn die einmal ausbleibt. Dabei ist das das Normalste der Welt, und keine Frau wird darüber schockiert sein. Unnormal ist die Erektionsunfähigkeit nur, wenn sie eine Folge arterieller Schädigungen, Fehlernährung oder des Alkohol- oder Nikotinmissbrauchs ist. Ein Penis, der nicht Phallus werden will, drückt vielleicht eine verborgene Trauer, Niedergeschlagenheit, Arbeitsüberlastung oder die Störung in der Beziehung aus. Das männliche Glied ist ein sensibler Seismograph leiblicher oder seelischer Spannungen. Anstatt auf diese Morsezeichen der Störung achtsam zu hören, werden Männer meist wütend auf ihren »blöden Schwanz«. Am liebsten würden sie sich Viagra schachtelweise einwerfen.

Viele Männer halten den Sex für etwas völlig Spontanes. Es jodelt einfach aus der Lederhose. Tatsächlich ist die menschliche Sexualität ein Artefakt, etwas Künstliches, ein durch Kultur, Geschlechtsrolle, Persönlichkeits- und Beziehungsstruktur kompliziert geprägtes Verhalten. Sexualität will reflektiert, gelernt, verfeinert, gewagt, miteinander abgesprochen sein. Warum lesen Männer keine erotische Weltliteratur? Sagen wir Boccaccios *Decamerone* aus dem 14. Jahrhundert. Die erotischen Bekenntnisse der Anais Nin und Henry Millers oder die amourösen Anthologien *Mein heimliches Auge*. Der amerikanische Sexualtherapeut Bernie Zilbergeld ermuntert die Männer zur erotischen Kultur, wenn er ihnen sagt: »Der Natürlichkeitsmythos ist deshalb so problematisch, weil er sie daran hindern kann, die notwendigen Schritte zu tun, ihr Sexualleben ihren Wünschen entsprechend zu gestalten. Manche Männer ziehen es vor, herumzusitzen und ihr Schicksal zu beklagen, anstatt ihre Situation zu verändern. Ihre sexuelle Unzufriedenheit beruht nicht auf ihrer Persönlichkeit, sondern auf dem, was sie gelernt haben.«

Der gleiche Zilbergeld ist es übrigens auch, der den Männern rät, endlich einmal aufzuhören, über die Größe respektive Kleinheit ihres Penis zu grübeln und zu lamentieren. Er sagt, es mag »schwer fallen, den eigenen, nur menschlichen Penis zu akzeptieren«. Aber, so beruhigt er den ängstlichen Mann mit Witz, »für den Augenblick mag es genügen, wenn Sie sich Ihren Penis ansehen und sich fragen, ob Sie mit ihm leben können. Schließlich ist es der einzige Penis, den Sie je haben werden, es sei denn, Sie planen eine Transplantation von einem Pferd. Was immer seine Eigenschaften sein mögen, er kann Ihnen viel Vergnügen bereiten.«

Sex ist schließlich auch kein Kraftakt, in dem Männer die Frau zu Kleinholz verarbeiten. Natürlich kann und sollte Sex auch aggressiv und dramatisch wild sein, aber er ist in der Summe viel mehr. Er beinhaltet Geduld, Lachen, Pausen, Plaudern, Zärtlichkeit. Gerade hier ist der Mann wieder mit seiner Sprachlosigkeit konfrontiert. Denn das Sprechen ist das wahre Aphrodisiakum. Der Sex steckt nicht in der Unterhose, sondern zwischen den Ohren, im Gehirn, in den neuronalen Feuerwerken unserer Phantasie, in Projektionen und Szenarios. Wenn ein Mann einer Frau seine geheimen Lüste mitteilt, dann gibt er ein Stück von sich preis und macht beide heiß. Wenn er die Frau nach ihren verwegensten sexuellen Wünschen fragt, dann wird die erotische Begegnung zum pulstreibenden Abenteuer und zu einer Kolumbusfahrt zu dem unbekannten Kontinent der hormonellen und spirituellen Seligkeit. Männer müssen begreifen, dass das Eigentliche immer unsichtbar ist und, frei nach Saint Exupéry, nur mit dem Herzen begriffen werden kann. Das Eigentliche der Sexualität liegt hinter der Sexualität. Da ist Wut und Überwältigung, kindliche Verwöhnungswünsche, Unterwerfung, anbetende Verehrung, lustvolle Obszönität, Ekstase und Lust zum Schreien. Das ist wohl der eigentliche »Oralsex«.

Lust verlangt nach Eigenverantwortlichkeit, Fragen und Antworten. Jeder ist für seine Höhepunkte und die Art seiner Lusterfüllung selbst verantwortlich. Was soll die mystische Parole »Wenn du mich liebst, musst du ahnen, was ich will«? Wenn ein Mann zu einer Prostituierten geht, so fragt die erfahrene Gunstgewerblerin ihn doch auch, »Schätzchen, wie hättest du es gerne?« Warum tut er das nicht bei der eigenen Frau? Wofür hat er seine Sprache? Sexualität ist nicht Kaninchenrammelei, sondern ein Phantasiemodell. Der bereits früher erwähnte Frankfurter Psychotherapeut Lukas Michael Moeller konstatierte: »Die ganze Beziehung ist eine erotische Zone.«

Der Mann soll sich fragen: Tue ich etwas für diese Zone der Bezüge, Hormone und Phantasien? Habe ich eine gute Sexualität mit mir selbst? Wann habe ich mich zum letzten Mal mit meiner Frau über unsere Sinnlichkeit und intimen Wünsche unterhalten? Wann habe ich mit meiner Sexualität wie ein junger Hund herumgespielt? Liege ich als ein passiver Faulpelz platt wie eine Flunder im Bett? Richte ich mich nach irgendwelchen idiotischen Normen, wie ein Mann sein soll? Wann habe ich mich selbst zum letzten Mal lüstern nackt im Spiegel angeschaut? Ist meine Unterwäsche sexy oder trage ich das von den Deutschen favorisierte Unterhosenmodell »Karl-Heinz«, den weißen Feinripp? Wie wichtig sind mir die Lusterlebnisse mit meiner Partnerin? Nehme ich mir zur Lust und Bummelei überhaupt noch Zeit, oder verplane ich Werktage wie Sonntage? Sind mir andere Dinge viel wichtiger?

Fragen über Fragen: Bin ich insgeheim sauer auf die Emanzipation meiner Frau? Habe ich nur den Orgasmus und keine Zärtlichkeiten im Kopf? Komme ich jeden Abend gleich grau und zu Tode erschöpft nach Hause? Ist mir das Glas Bier am Abend wichtiger, als meine Frau zu küssen? Kümmere ich mich um die Verhütung? Habe ich schon einmal an eine Vasektomie, die Durchtrennung der Samenleiter, gedacht? Habe ich über meine oder unsere sexuellen Störungen schon einmal mit einer Fachfrau oder einem Fachmann gesprochen und mir Hilfe geholt? Habe ich über meine sexuellen Prägungen in meiner Ursprungsfamilie nachgedacht? Habe ich mein Bild der Frau reflektiert? Ist mir die Zärtlichkeit wichtig?

Mit dem reptilischen Grunzen und Stöhnen der Pornodarsteller ist es nicht getan. Der »heilige Sex« ist nicht die zufällige Begegnung eines Penis mit einer Vagina. Es ist eine magische Kraft, die den Körper und die Seele der Liebenden elektrisiert. An die Stelle der Verkrüppelung der männlichen Sexualität tritt die Epiphanie, die Himmelfahrt des männlichen Eros. Das wünsche ich allen Männern. Der Schriftsteller John O'Hara lässt in seinem Roman *Treffpunkt Samarra* einen Mann diese dionysische Tiefenerfahrung so ausdrücken: »Ich hatte nie zuvor wirklich geliebt, sondern vorher rumgevögelt. Aber als es dann geschah, war es völlig anders als alles, was ich bis dahin erlebt hatte. Ich glaube, ich muss eine Sekunde lang das Bewusstsein verloren haben, und alles, was ich spürte, war eine unglaubliche Wärme, mein ganzer Körper war davon erfüllt, und ich wollte die Frau nicht mehr loslassen und mich auch nicht von ihr wegdrehen. Ich wollte ihr nur ganz, ganz nahe sein. Ich spürte die Wärme ihres Körpers – weich und sanft, und zum ersten Mal in meinem Leben schlief ich in den Armen einer Frau ein.«

Der Paar- und Sexualtherapeut Ulrich Clement hat in seinem Buch *Systemische Sexualtherapie* den Männern fünf ungemütliche Wahrheiten über die erotische Entwicklung unter die Nase gerieben: 1. Die erotische Selbstverwirklichung bedeutet, Neues in die Beziehung einzuführen. Das macht Angst, aber es lohnt sich. 2. Erotische Entwicklung setzt aktive Entscheidungen voraus. Wer sitzen bleibt und keine sexuellen Risiken eingeht, der bleibt zurück. 3. Von nichts kommt nichts. Ohne Investition verblüht die Sexualität. Sie braucht Aufmerksamkeit, Pflege und Zeit, eigene Raum- und Zeitinseln. 4. Erotische Entwicklungen verlaufen asymmetrisch. Wenn jeder beleidigt und frustriert auf den anderen wartet, bleiben beide in einer Balance der Vorwürfe blockiert. Einer muss die erotische Stagnation verlassen und Veränderung einfordern. 5. Guter Sex ist ohne mittelmäßigen Sex nicht zu haben. Erotischer Realismus und Toleranz verlangen, auch die natürlichen Ebbezeiten der Sexualität bei anderweitiger starker Belastung zu akzeptieren, aber grundsätzlich auf dem Sprung zu bleiben und eine erotische Kultur zu schaffen. Das ist vielleicht das Eigentümliche am Eros, dass er unaufhörlich wachsen muss, wenn er nicht abnehmen will.

Der Schriftsteller Hermann Kesten schrieb einmal: »Ein Mann ist ein Mensch, dem Gott einen Knüppel zwischen die Beine geworfen hat.« Dieser Satz enthält, nach all dem, was wir gehört haben, ein kräftiges Korn Wahrheit. Männer beklagen sich aber in meinen Sprechstunden auch häufig darüber, dass Frauen sie mit ihrer Sexverweigerung bis an den Rand des Gehirntodes quälen. Sie sitzen dann, so sagen sie, wie der sehnsüchtige Hund vor der Metzgerei. Sie bellen und dürfen nicht hinein.

Die rabiate Frauenkritikerin Esther Villar meinte mit ätzender Schärfe: »Die Frau kontrolliert ihren Sex, weil sie für Sex all das bekommt, was ihr noch wichtiger ist als Sex.«

Hilfe, Julia, stimmt das?

Liebes-Pingpong

»Wenn's unten steif ist, wird's im Kopf oben weich.« Die weibliche Sicht der Sexualität

DIESER SATZ STAMMT nicht von mir, sondern von einer Fachfrau in Sachen Sexualität, der Prostituierten Brigitte Obrist*, die ich hier gerne zu Wort kommen lassen möchte: »Der Freier geht zurück ins Zimmer und zieht sich bis auf die Unterhose und Socken aus. Alle Freier in meiner Laufbahn behielten ihre Socken an. Die Männer stehen in der Regel recht verloren da in ihren ausgeleierten Calidas (Anmerkung der Autorin: das ist das schweizerische »Karl-Heinz«-Feinripp-Modell) und warten auf die Prostituierte ...

Die Atmosphäre hat nichts mit Erotik zu tun. Die Männer betreiben Gymnastik mit den Geschlechtsteilen. Natürlich erhoffen sie sich mehr. (...) Viele Freier sind verheiratet, haben Kinder und geben pro Monat das Doppelte vom Haushaltsgeld bei Prostituierten aus. Vielleicht glauben die Männer, auf diese Weise Macht auszuleben. Sie können die Frauen zu etwas zwingen, was

* Interview in der Zeitschrift Cash, Oktober 1995

diese nicht wollen. Die Männer haben das Geld, damit meinen sie, sich alles erkaufen zu können. Mit Glück, Zufriedenheit und echter sexueller Befriedigung hat dies jedoch nichts zu tun. Wenn's unten steif ist, wird's im Kopf oben weich.« Und über ihr eigenes Erleben berichtet sie: »Selten erwischte ein Freier bei mir die richtige, die erregbare Stelle. Dann kam es wohl zu einer körperlichen Reaktion, vergleichbar jedoch mit der Befriedigung, die man beim Niesen verspürt. Ein Orgasmus, losgelöst von Gefühlen, ist nichts anderes als ein Niesanfall: Die körperliche Anspannung lässt nach.«

Laut Angaben der Wirtschaftszeitschrift *Cash* werden in der Schweiz jährlich über vier Milliarden Franken für das Sex-Geschäft, 2,6 Milliarden für Rüstungsmaterial, 3,2 Milliarden für Bildung- und Grundlagenforschung ausgegeben. Für die offizielle Prostitution lassen Schweizer Mannen bei 4000 Prostituierten 600 Millionen Franken liegen, die illegale Prostitution wird rund auf das Dreifache geschätzt.

Eine Prostituierte erzielt also einen Brutto-Jahresumsatz von rund 150 000 Franken und gehört wenigstens für ein paar Jährchen zu den Spitzenverdienerinnen. Für eine Frau ist dies der sicherste Weg nach oben. Die Gleichstellung von Mann und Frau, vor allem auch in wirtschaftlichen Bereichen, hätte eine totale Umschichtung erotischer Dienstbarkeiten zur Folge. Stünden Frauen beruflich die gleichen Möglichkeiten wie Männern offen, käme auf den Strich zu gehen wohl für die wenigsten Frauen als Erwerbstätigkeit in Frage.

Das Sex-Geschäft floriert und ist wohl als einziges nicht der Rezession unterworfen. Die zitierten Zahlen sind bereits einige Jahre alt, die aktuellen liegen zweifellos um ein Vielfaches höher. Da muss man sich schon fragen, was für eine ungeheuerliche Kraft denn eigentlich am Werk ist. Eines ist klar, Sexualität hat zu allen Zeiten Menschen bewegt und in Atem gehalten, ob völlig unbekümmert, lustgeladen ausgelebt oder atemlos verdrückt, unterdrückt, verklemmt und abgewürgt. In keinem anderen Bereich gibt es größere Widersprüchlichkeiten von Denken und Handeln, von Wollen und Sollen, von Wünschen und Verboten.

Grundsätzlich ist die weibliche Sexualität ein neu zu erobernder Raum. Während für Männer Sexualität schon immer im Bereich der Lust und Begehrlichkeit angesiedelt war, steckten viele Frauen in einer ganz anderen Rolle. Der Frauenkörper sollte vor allem ein möglichst hohes Lusterleben für den Mann erzeugen, das heißt, das Erleben der Frau war nicht vorgesehen. Das führte dazu, dass sich Frauen nicht auf ihre eigene Lustwahrnehmung konzentrierten, sondern den Focus ausschließlich auf die Befriedigung des Mannes ausrichteten. Wie kann aber eine Frau ihr eigenes Begehren spüren, wenn sie nur darauf achtet, dass der Mann auf seine Rechnung kommt! Selbstverständlich gab es immer einzelne Frauen, die sich genau das erlaubten, was Männer taten, aber sie waren wohl Einzelfälle.

Weibliche Sexualität ist seit Beginn des zwanzigsten Jahrhunderts Neuland. Auch wenn wir in der Zwischenzeit von einer Flut sexueller Befreiungsrituale geradezu überschwemmt werden, heißt das nicht, dass die Zuwendung zu sich selbst und dem eigenen Lusterleben für Frauen zur selbstverständlichsten Sache der Welt geworden ist – so wie dies für den Mann der Fall ist. Es ist noch nicht lange her, da wurde weibliche Sexualität von Männern definiert. So gab es aus männlicher Sicht zum Beispiel einen richtigen und einen falschen Orgasmus. Beim richtigen ist der Penis im Spiel, die Muskelkontraktionen werden durch das Eindringen in die Vagina ausgelöst. Sollte sich der Orgasmus durch die Stimulation der Klitoris ergeben, hat Frau Pech gehabt, es handelt sich eben um einen falschen, denn bei dieser Art des Orgasmus benötigt es kein männliches Dazutun.

Leider sind wir auch noch in der heutigen Zeit damit konfrontiert, dass der Frau eine eigene Sexualität abgesprochen wird. Weltweit werden laut UNICEF jährlich drei Millionen kleiner Mädchen beschnitten. Auch bei uns in Europa. Hier leben mehrere hunderttausend Frauen aus den Ländern Afrikas und dem Mittleren Osten, in denen die Mädchenbeschneidung weit verbreitet ist. Viele dieser Einwandererfamilien halten diese grausame Tradition aufrecht. Mitten unter uns werden Mädchen brutal verstümmelt. Die Empörung darüber hält sich in Grenzen. Es sind wenige, die gegen dieses Verbrechen antreten. Wer sich nicht in irgendeiner Weise engagiert, diesem mörderischen Tun Einhalt zu gebieten, ist stillschweigend einverstanden, dass alle fünfzehn Sekunden einem Mädchen durch die Beschneidung die Möglichkeit auf eine eigene Sexualität endgültig geraubt wird. Stellen wir uns vor, man würde sich in gleicher Weise der männlichen Sexualität bemächtigen und fünfjährige Buben einfach kastrieren! Es ginge ein Aufschrei durch die Welt. Und falls jemand noch immer nicht weiß, was bei einer Beschneidung geschieht, hier sind die Fakten:

Bei der Klitoris- oder der Sunna-Beschneidung werden die Klitoris und die kleinen Schamlippen ganz oder teilweise weggeschnitten. Die Verstümmelung bei Infibulation oder der pharaonischen Beschneidung besteht in der totalen Entfernung der Klitoris und der kleinen Schamlippen. Auf den großen Schamlippen werden Schnitte angebracht, um eine raue Oberfläche zu erzeugen. Dann werden die großen Schamlippen entweder zusammengenäht oder -gepresst, damit sie zuwachsen. Der Austritt von Harn und Menstruationsblut erfolgt durch einen winzigen künstlichen Ausgang. Bei jeder Geburt, häufig auch vor dem Geschlechtsverkehr, muss die Frau erneut aufgeschnitten werden.

Weltweit sind rund 130 Millionen Frauen beschnitten. Für sie ist weibliche Sexualität ein Fremdwort, was aufzeigt, welchen Stellenwert ihr eingeräumt wird. Solange nicht vehement gegen diese unmenschliche Praxis angegangen wird, solange in europäischen Ländern stillschweigend die Verstümmelung kleiner Mädchen »toleriert« wird, ist weibliche Sexualität noch nicht ein Grundrecht für jede Frau. Sie muss sich zunächst aus den Fesseln und Korsetts vergangener Zeiten befreien und lernen, dass ihr Körper wie ein Tempel ist, über den sie selbst zu bestimmen hat, was ihr gut tut, was ihr gefällt, was ihr Lust und Begehren erzeugt. Weibliche Sexualität spielt sich wie im Innern eines Blumenkelches ab, mit feinen zauberhaften Schwingungen. Sie zittert wie ein Schmetterling leicht in den Morgen hinein oder bricht wie eine gigantische ozeanische Flutwelle über uns herein. Weibliches sexuelles Erleben ist weit und breit und vielfältig. Jede Frau sollte dies für sich selbst entdecken und ausprobieren dürfen, ob alleine, mit einem Mann oder mit einer Frau. Dabei ist für viele Sexualität nicht denkbar, ohne den für Frauen entscheidenden Aspekt der Liebe.

Bevor ich Dir nun meine Version von Sexualität und Liebe vorstelle und Dir damit möglicherweise auf die Nerven gehe, gestatte ich mir eine Anmerkung zu Deinen Überlegungen. Zunächst so viel:

Alle Bälle gingen ins Netz! Ganz nach männlicher Tradition: immer feste druff. Dein Hohelied von Phallus und Vagina macht den Kohl auch nicht fett, höchstens etwas verführerischer und getarnter. Obwohl ich Dir in Deinen Überlegungen grundsätzlich zustimme, vermisse ich das Einbeziehen der Entwicklung der verschiedenen Altersphasen, und damit bleiben die Aussagen statisch und damit – entschuldige – falsch. Viele Männer ignorieren die Lebensweisheit »Alles hat seine Zeit« – auch Du! Wenn wir den Zeitfaktor nicht mit einbeziehen, nützt uns auch ein bisschen Tantra hier und ein wenig Kamasutra dort nichts. Dann werden wir nur unermüdlich etwas hinterherlaufen, was wir nicht mehr erreichen können, anstatt Platz für etwas Neues zu machen und darin voll und ganz aufzugehen.

Es ist ein typisches Männerproblem, dass die Zeitachse und die damit verbundene Vergänglichkeit des menschlichen Daseins völlig außer Acht gelassen wird. Gerade Männer täten gut daran, die allmählich sich einstellende Einbuße körperlicher Fitness und Bewegungsmöglichkeit durch den erhöhten Blutdruck, Bypass und Herzschrittmacher in die Berechnung der späteren Jahre mit einzukalkulieren.

Wir Frauen haben dazu einen natürlicheren Zugang. Wir erleben es bewusst, dass es für alles seine Zeit gibt. Eine Zeit, in der wir Mutter werden können und eine, in der wir dies nicht mehr können. Die Jahresringe hinterlassen in unserer Biographie deutliche Spuren, veranlassen uns, eine Phase abzuschließen, um einer neuen Raum zu geben. Wir können uns nicht um die Vergänglichkeit herummogeln, die eigene Natur nicht hinters Licht führen und mit fünfundfünzig nochmals von vorne beginnen, eine Familie gründen und Kinder haben, wie das Männer in einer Selbstverständlichkeit tun, die geradezu gespenstisch wirkt. Meine Worte könnten Anlass dazu geben, sie als blanken Neid abzuschmettern. Nein! Es ist viel mehr als das. Es ist die reine Empörung! Wie kommen Männer dazu, einfach die Zeitachse zu ignorieren, sich aus ihrer Altersgruppe davonzuschleichen, sich zu entsolidarisieren!

Wenn ich es mit gleichaltrigen Männern zu tun habe, kann es geschehen, dass ich jäh und unerwartet als ihre Großmutter behandelt werde, während der Herr einem jungen Mädchen den Hof macht und ich wie eine günstige Kulisse im Hintergrund den Anstrich von Solidität bilde. Wenn Kollegen, mit denen ich seit Jahrzehnten beruflich und freundschaftlich verbunden bin, mir allmählich abhanden kommen und beginnen, sich für Themen zu interessieren, die eine jüngere Generation betreffen, dann weiß ich, was folgt. Eines Tages sitze ich dann mit ihm – nachdem er seine gleichaltrige Ehefrau entsorgt hat – und seiner jugendlichen Freundin zusammen, und statt uns über philosophische Themen zu unterhalten, werden die neuesten Piercing-Methoden diskutiert. Nein danke.

Wir Frauen dagegen haben keine andere Möglichkeit, als uns der Vergänglichkeit zu stellen. Vordergründig gesehen zweifellos ein Ärgernis, aber irgendwie ein fruchtbares, denn wir lernen, ohne uns davor drücken zu können. Und das hat auch Vorteile.

Wir sind grundsätzlich mit unserem weiblichen Organismus viel stärker im Gezeiten-Rhythmus eingebunden, er vollzieht sich an uns, ob wir wollen oder nicht. Das macht uns offener für Lebensgesetzmäßigkeiten, die wir nicht beeinflussen können. Und deshalb hat für uns die Sexualität eine andere Dimension. Sie ist ebenfalls etwas, das sich nach bestimmten Gesetzmäßigkeiten ausrichtet und gleichermaßen einem ständigen Wetterwechsel unterworfen ist. Jedenfalls kommen wir nicht auf die Idee, Sexualität ausschließlich unter dem Lustaspekt zu sehen. Wir wissen intuitiv, Sexualität erfüllt verschiedene Funktionen: Da ist einmal Sexualität zum Zwecke der Fortpflanzung, dann Sexualität als vitalisierende, energie- und lustspendende Kraft und schließlich Sexualität als Fahrzeug zur Transzendenz.

Diese letzte Kategorie ist deswegen besonders interessant, weil hier deutlich wird, wie wir durch das Anerkennen verschiedener Zeitachsen Platz für neue Entwicklungsstufen und Denkdimensionen machen können. Deshalb kommen wir nicht darum herum, einen weiteren Begriff einzuführen, der wie ein Dach verschiedene Aspekte, auch diejenigen der Sexualität, zu umspannen in der Lage ist: Liebe. Wir kennen in der deutschen Sprache nur ein Wort für Liebe, obwohl in den zusammengesetzten Wörtern wie etwa Mutterliebe, Nächstenliebe, Tierliebe, Selbstliebe usw. die unterschiedlichsten Aspekte zur Darstellung kommen. Um eine differenziertere Beschreibung zu treffen, müssen wir die griechischen Begriffe Eros, Philia und Agape heranziehen.

Eros beschreibt unmissverständlich das sinnlich-körperliche Erleben, also die Sexualität, die Geschlechtsliebe, die in der Vorzugsliebe eine bestimmte Person aus vielen aussucht, während zu diesem Zeitpunkt andere ausgeschlossen bleiben. Philia hingegen ist nicht an einen Einzelnen und an geschlechtliches Entzücken gebunden, sondern beschreibt Herzensfreude, freundschaftliches Wohlwollen für andere Menschen, seelische Intimität und Verbundenheit. Und schließlich Agape, die sich völlig von der Geschlechtsliebe abhebt, denn sie ist allumfassend, sie verströmt die Liebesenergie auf alle und alles und schließt nichts und niemanden aus. Dies ist nicht mit einer Dreiecksgeschichte zu verwechseln, in die sich jemand hineinmanövriert hat und nun argumentiert, er sei eben schon in der allumfassenden Liebe angelangt und deshalb in der Lage, mehrere gleichzeitig zu lieben. Das ist nicht Agape. Zweifellos ist es möglich, gleichzeitig, oder wenigstens im gleichen Zeitraum, mit mehreren Menschen eine sexuelle Beziehung zu unterhalten. Wer aber im Sinne von Agape liebt, wählt nicht aus, zieht nicht den einen einem anderen vor und liebt einen, zwei oder drei Auserwählte, sondern liebt grundsätzlich alle und schließt nichts und niemanden aus. Ganz im Gegenteil. Er schenkt selbstlose Liebe und sucht ausschließlich das Wohl des anderen. Eros hingegen verlangt nach der Vereinigung mit dem Ersehnten.

Der Religionsphilosoph Herman Weidelener überträgt diese drei griechischen Begriffe auf das Bild eines

Berges: Am Fuße des Berges befindet sich *Eros*, im Mittelfeld *Philia* und auf der Bergspitze, die den Blick freigibt in die Unendlichkeit der Weite, *Agape*. Es ist ganz klar, um den Gipfel zu erreichen, müssen wir am Fuße des Berges mit der Wanderung beginnen. Ohne stärkende Antriebskraft des Eros bekämen wir nicht den nötigen Schwung, um den gelegentlich anstrengenden Weg weiterzugehen. Diesen Beginn der Bergwanderung bildet die Pubertät. Mit ihrem Einbruch drängt sich die sexuelle Energie in den Mittelpunkt und übernimmt das Kommando. Wir können es auch auf folgendes Bild übertragen: Das Küken pickt die Eierschale auf, und nichts auf der Welt könnte es daran hindern, dem Leben entgegenzufiebern, indem es schließlich aus der Behausung ausschlüpft. Die sexuelle Energie sorgt dafür, dass Jugendliche aufbrechen, ausbrechen und gelegentlich hinter sich alles abbrechen, um dem Impuls zu folgen, der sie bewegt und sie ins Leben hineinstößt.

Doch uns bestimmt auch die Sehnsucht nach dem Ganzsein, Einssein, nach Vollkommensein, die sich wie ein roter Faden durch sämtliche Lebensstationen zieht. Bereits bei der Geburt tragen wir eine Erinnerung an einen Ort in uns, wo wir aufgehoben und beheimatet waren. Kaum ist der junge Mensch also halbwegs aus dem Ei geschlüpft, wird das alte Thema Ganzsein belebt. Und es wird ihm keine Ruhe lassen, bis er sich irgendwo mit einem anderen verbindet und sich wieder ganz fühlt. Die sexuelle Energie, die Sehnsucht nach Ganzwerden, nach Einssein lässt uns immer wieder auf die Suche gehen. So wird Sexualität zum Motor und zur Antriebskraft, sich auf den Weg zu machen. Im Augenblick des Orgasmus erleben wir etwas von diesem Erhofften, Ersehnten und tauchen in das ozeanische Gefühl der Verschmelzung ein, werden eins mit dem anderen, mit dem Universum. Wir wissen, wie lange dieser Glücksrausch anhält: ein paar Atemzüge, mehr nicht. Und schon fällt ein jeder wieder auf sich selbst zurück. Aber die Sehnsucht bleibt. Und bald machen wir uns erneut auf den Weg.

Wir können zweifellos lebenslang am Fuße des Berges herumkurven. Doch wir werden stets dieselben Landschaften und dieselben Verhältnisse vorfinden. Eine Weiterentwicklung kann nur erfolgen, indem wir weiter bergauf steigen, indem wir also anerkennen, dass das Küken keines mehr ist, seiner Zeitachse längst entsprungen und nun neuen Herausforderungen gewachsen ist.

Irgendwann erlahmt mit dem Älterwerden die Hoffnung, die Sehnsucht verbleicht, die Begierde wäscht sich allmählich aus. Wie sinnvoll, wenn sich Gewöhnung einschleicht und aus Gewöhnung Überdruss wird. Nun gilt es, den Weg ein Stück weiter zu gehen, den Schwung zu verwenden, den wir aus der Eros-Erfahrung gemacht haben, um weitere Strecken zurückzulegen. Auf der Suche nach Einverständnis, Einssein nicht mehr im sexuellen Erleben, sondern im freundschaftlichen Miteinander mit anderen Menschen, mit der Kunst, der Tierwelt und der Natur. So können wir außerhalb der Sexualität Momente höchsten Glücksgefühls erleben, weil wir uns ganz im Einklang mit der Schöpfung fühlen. Es gibt Partner und Eheleute, die diesen Weg in den Bereich der Philia gemeinsam gehen. Sie werden Freunde, Herzensfreunde. Sie wollen nicht mehr nur Liebe machen, denn sie sind Liebende geworden. Gerade wenn Paare in die Jahre kommen, geht es darum, jene Qualitäten zu entfalten, die beschwingen, vitalisieren und weiten und über die reine Sexualität hinausreichen.

Und wie wir einst die Eierschale aufpickten, um hinauszuschlüpfen, so wird uns auch in späteren Lebensphasen eine Energie zur Verfügung stehen, die uns vorantreibt. Die körperliche Leistungskurve steigt bis zur Lebensmitte, dann fällt sie allmählich ab. Während die körperliche Leistungskurve sinkt, überschneidet die geistige Potenz die absinkende körperliche. Die Möglichkeit der Turnübungen mit den Geschlechtsteilen grenzt sich allmählich ein. Darin liegt nun auch eine Chance, denn wenn's unten allmählich weich wird, bläst eine steife Brise durch den Kopf und nährt die geistige Kraft. Es ist die geistige Kraft, die uns hinaufträgt, die uns dazu veranlasst, immer einen Schritt weiterzugehen. Die Luft wird dünner, Gepäck muss zurückgelassen werden, um der Zeit entgegenzureifen. Mit dieser zunehmenden Reife erschließt sich uns die Dimension der Agape, wo es uns allmählich möglich wird, aus individuellen Wünschen herauszuwachsen, den Blick für größere Zusammenhänge zu schärfen und im Herzensbereich weit und offen zu werden. Damit in uns die Fähigkeit der allumfassenden Liebe möglich wird, wo nichts mehr ausgeschlossen und zurückgewiesen wird, ob es sich um die komplizierte Schwiegermutter oder den unfreundlichen Nachbarn handelt. Die Bergspitze Agape ist nicht das Ziel, in das wir wie ein Marathonläufer siegreich einlaufen, um uns hinterher zur Ruhe zu setzen. Wir haben es hier nicht mit einem linear verlaufenden Prozess zu tun. Agape gibt lediglich die Richtung an, die anzupeilen ist, sie zeigt, wohin wir mit dem Eros-Strom letztlich hinfließen sollen: sonnenwärts, herzwärts.

Zweifellos lassen wir vieles zurück. Aber wir gewinnen auch. Wenn sich die sexuelle Energie nur durch das dünne Ventil der Geschlechtsorgane hindurchseufzen muss, dann kann sie niemals in den großen Strom allumfassender Liebe einmünden und bleibt irgendwann in einer Sackgasse stecken.

Es geht auch darum, auf dem Weg durch beschwerliche Gebiete die breite Palette der Sinnlichkeit zu entfalten, die uns beschwingt und vitalisiert und die weit über die reine Sexualität hinausreicht. Ich denke an das Zurückgewinnen jener Fähigkeit, die wir alle als Kinder einst besaßen. Welches Glücksgefühl strömte durch unsere Herzen, wenn wir bei den ersten warmen Sonnenstrahlen die einengenden schweren Mäntel und Jacken abwarfen, um federleicht und bewegungsfreudig durch den Morgen zu hüpfen und dem milden Wind entgegen zu springen. Da fühlten wir uns eins mit der Schöpfung, und ein großes Einverständnis erfüllte uns vom Scheitel bis zur Sohle. Und später, wenn sich der Übermut in dieser Unbeschwertheit nicht mehr einstellen mag und vielleicht eher herbstliches Geschehen die seelische Landschaft spiegelt, so wird das Gefühl des Einsseins mit der ganzen Schöpfung keinen Einbruch erleiden.

Marion Dönhoff schreibt in einem Brief an ihren Bruder:

»Solche Bilder:
das Fallen der Blätter,
die blaue Ferne,

der Glanz der herbstlichen Sonne
über den abgeernteten Feldern,
das ist vielleicht das eigentliche Leben.

Solche Bilder schaffen mehr Wirklichkeit
als alles Tun und Handeln –
nicht das Geschehen,
das Geschaute formt und verwandelt uns.
Ich bin voller Erwartung.
Was werden wir noch alles schauen
in diesen Tagen der reifen Vollendung.
Ich weiß nicht,
ob es Dir auch so geht,
dass Du manchmal das Gefühl hast,
ganz dicht davor zu stehen,
nur noch durch einen dünnen Schleier
davon getrennt zu sein. –
Wovon eigentlich?
Von der Erkenntnis?
Der Wahrheit?
Dem Leben?
Ich weiß es nicht,
aber ich ahne es
und warte darauf mit jener Gewissheit,
mit der man nur das Wunder erwartet.«

Ja, lieber Mathias, um das geht es, um das Wunder des Lebens. Staunend vor dem eigenen Wunder zu stehen, das ich bin und dass ich bin. Und wenn ich abschließend sage, Sexualität ist ein Teilbereich der Sinnlichkeit, dann meine ich es auch so, denn Sexualität ist ein schmales Rinnsal im Verhältnis zum breiten Strom der Sinnlichkeit. Das können wir jedoch nur entdecken, wenn wir nicht unermüdlich am Fuße des Berges umherirren, sondern unserer Zeitachse entsprechend mit dem Schwung der Sexualität weiterlaufen und Platz für eine neue, reifere Form der Liebe machen.

Und noch etwas: Der Horizont ist weiter, als wir sehen können.

Ozonloch Männerfreundschaft

Es ist durchaus möglich, ohne Liebesbeziehung durchs Leben zu gehen. Ohne Freundschaften hingegen halte ich es für ziemlich aussichtslos. Freundinnen und Freunde sind Bojen, Oasen, Futterplätze.

Julia Onken
Eigentlich ist alles schiefgelaufen

EINE UMFRAGE ÜBER die Quantität von Frauenfreundschaften und Männerfreundschaften ergab vor wenigen Jahren folgendes Bild: Von zehn deutschen Frauen über vierzig Jahren haben neun eine beste Freundin. Von zehn Männern über vierzig haben neun keinen Freund. Das scheint ein weltweites Phänomen zu sein.

Der Arzt Stuart Mill, der das berühmte psychotherapeutische Esalin-Institut in Kalifornien leitete, bestätigt in seinem anrührenden Buch *Männerfreundschaft* den schlimmen männlichen Sachverhalt: »Im Laufe der Jahre ignorieren Männer einfach den Schmerz über die Einsamkeit. Sie verdrängen, dass ihre Bindungen an Männer schwächer werden und sie Schuldgefühle über den eigenen Verrat am anderen empfinden. Sie haben zum Teil resigniert. Wir schrauben unsere Erwartungen herunter. Je älter wir werden, desto mehr finden wir uns damit ab, dass wir unter Männern keine Freunde haben. Natürlich, Männer erinnern sich an andere Zeiten, als sie dachten, sie hätten welche, als sie zum Eid der Musketiere ›Alles für einen und einer für alle!‹ in ihrer Jugendphantasie die Schwerter erhoben. Als sie, vielleicht bis in die Studentenzeit und Berufsausbildungphase hinein, noch wenigstens einen anderen Mann hatten, mit dem sie tief verbunden waren. Mit einem Lächeln erinnern wir uns alle.«

Dieses »Ozonloch Männerfreundschaft« wirft eine Fülle von Fragen und Problemen auf, nicht zuletzt für die Beziehung zwischen Mann und Frau. Warum pflegen erwachsene Männer so wenig Freundschaften untereinander? Warum unterdrücken viele Männer ihr Bedürfnis nach männlicher Zuneigung? Da ist einmal die Geißel des maskulinen Konkurrenzdenkens. Viele Männer sehen in einem anderen Mann nur Bedrohung und Rivalität. Gleichzeitig fühlen sie sich ihrer eigenen Männlichkeit nicht sicher.

Ich selbst war als Junge unsportlich und im Jungeninternat deswegen ein Underdog. Ich habe meinen Minderwertigkeitskomplex mit exzessivem Lesen kompensiert. Von früh an war ich der Belesenste. Wenn ich als erwachsener Mann einem Geschlechtsgenossen gegenübertrat, immer noch mit der Selbstabwertung im Herzen, kein richtiger Mann zu sein, neigte ich dazu, ihm mit einigen blitzschnellen intellektuellen Volten, auf die er nicht gefasst war, das Fürchten beizubringen, um wenigstens auf einem Gebiet meine Überlegenheit zu demonstrieren. Auf die Idee, in einem anderen Mann einen gleichfalls bedürftigen »Bruder« zu sehen und mich mit ihm in Schwäche und Stärke zu verbünden, kam ich gar nicht.

Zu meinem gestörten Verhalten als Mann in der Männerwelt kam ein weiteres, schmerzlich verborgenes Motiv hinzu, das mir erst Jahre später in meiner eigenen Therapie und in meiner gestalttherapeutischen Ausbildungsgruppe bewusst wurde: Ich sehnte mich nach der körperlichen und geistigen Berührung eines Mannes und hatte doch zugleich Angst vor dieser Sehnsucht. Durch die Scheidung meiner Eltern gleichsam vaterlos aufgewachsen, fehlten mir die männliche Liebe und Zuneigung. Das war so schmerzhaft, dass ich es nicht zugeben konnte. Also entschloss ich mich schon als sechsjähriger Junge, meinen Vater zu hassen. Ich entwertete so das unerreichbare Objekt meiner Liebe, um nicht vor Schmerz schreien zu müssen. Sigmund Freud sagte zu diesem vorübergehend lebenserhaltenden Verdrängungsmanöver einmal: »Hinter der Verachtung steckt das Begehren.«

Wie viele Männer blockierte mich als Erwachsener die Homophobie, also die Furcht, schwul zu erscheinen. Ich verwechselte das Bedürfnis, auch einen Mann zu umarmen, liebevoll zu streicheln und ihn zu küssen mit Homosexualität. Der Gedanke, einen Mann als Freund zu lieben und ihn auch in seiner Körperlichkeit als lustvoll zu empfinden, wie dies zwischen Frauen als Freundinnen selbstverständlich ist, schien mir abwegig, ja gefährlich. Dabei ist Freundschaft immer auch körperlich, weil sie Liebe ist. Thomas Mann schreibt im *Zauberberg*: »Ist es nicht groß und gut, dass die Sprache nur ein Wort hat für alles, vom Frömmsten bis zum fleischlich Begehrigsten, was man darunter verstehen mag? Liebe kann nicht unkörperlich sein in der äußersten Frömmigkeit und nicht unfromm in der äußersten Fleischlichkeit, sie ist immer sie selbst.«

Warum sind Männerfreundschaften so wichtig? Antwort: Sie helfen uns, Mann zu werden. Das ist ohnehin schwer genug. Als einem Scheidungskind ohne die Präsenz eines Vaters, der mich in die Männlichkeit initiiert hätte, tat mir mein Freund Michael, den ich in der ersten Volksschulklasse kennen und lieben lernte, unendlich wohl. Wir waren zwei zarte, körperlich schmächtige Jungen. Aber gemeinsam waren wir frech. Wir fuhren im Faltboot auf dem Bodensee hinaus und den Rhein hinunter, wir übernachteten in einer Scheune im Stroh, wir gruben (vergeblich) eine Höhle, wir unternahmen Radtouren und wir räsonierten tiefsinnig über Gott und die Welt, die »blöden Mädchen« und unsere verwegenen Zukunftspläne. Wir entdeckten gegenseitig unsere Ängste und hatten keine Geheimnisse voreinander. Wir liehen uns gegenseitig unsere Abenteuerbücher aus, versetzten uns in die Rollen von Heldenspielen. Ja, wir spielten sogar Hochzeit, bei der Michael mit einem alten Tüllvorhang die errötende Braut mimte – wir lachten uns schlapp dabei. Der Dritte im Bunde war mein großer Neufundländer Gentleman, mit dem wir auch größeren Jungen trotzten und uns für unbesiegbar hielten. Natürlich gab es auch in unserer quicklebendigen Beziehung wie in fast allen Jungenfreundschaften einen verborgenen homoerotischen Unterton; schließlich führte mich Michael beherzt in die Wonnen der Selbstbefriedigung ein; ich habe ihn dafür von der Hundefurcht befreit. Wir wuchsen aneinander und miteinander und genossen es, kleine Männer zu sein.

Der Berliner Arzt und Psychoanalytiker Horst Petri schreibt in seinem Buch *Der Wert der Freundschaft* über die Wachstumspotenz solcher Freundschaften: »Durch innere Nähe und Vertrauen lockern sie die Bindung an das Elternhaus, kompensieren familiäre Defizite und Katastrophen, fördern den schrittweisen Übergang zur Außenwelt und bewältigen durch gemeinsames Handeln deren Gefahren. Durch allerlei Späße, Streiche und freche Provokationen, die nur in vereinter Freundschaft gewagt werden, erproben Kinder ihre Widerstandskräfte und ihren Mut, es mit der Welt der Erwachsenen aufzunehmen.«

In der männlichen Freundschaft vollziehe ich als Junge die Deidentifikation und Ablösung von den Eltern, gehe den Weg zur Autonomie und eigenen Identität und absolviere zu zweit die Schrecken und Freuden der Pubertät. Als erwachsener Mann erlebe ich die Freundschaft mit einem anderen Mann eher arbeitsbezogen in gemeinsamen Projekten und Interessen und weniger im unendlich wogenden Fluss der Gespräche, wie es Frauen als Freundinnen untereinander praktizieren. In einer harten Männerwelt, die durch Leistung und Konkurrenz und hohe Aggression geprägt ist, erlebe ich doch so etwas wie ein Urvertrauen in die Kraft menschlicher Bindungen, auch außerhalb der sexuell imprägnierten Partnerschaft zwischen Mann und Frau. Der zynischen Maxime *homo homini lupus, der Mensch ist dem Menschen ein Wolf*, setze ich das *homo homini amicus, der Mensch ist dem Menschen ein Freund* entgegen.

Dieses wirkmächtige Geschenk der Freundschaft haben Denker von Aristoteles bis Friedrich II., von Cicero bis Hölderlins *Hyperion* in höchsten Tönen beschworen. Michel de Montaigne, der frühe Humanist, liebte über alles seinen Freund, den früh verstorbenen Juristen La Boëtie. Er trauerte ein Leben lang um den genialen und mutigen Freund. In seinen *Essays* schrieb er: »Bei der Freundschaft umfasst uns eine alles durchdringende, dabei gleichmäßige und wohlige Wärme, beständig und mild, ganz Innigkeit und stiller Glanz; nichts Beißendes ist in ihr, nichts, das uns verzehrte ... Bei der Freundschaft verschmelzen zwei Seelen und gehen derart miteinander auf, dass sie sogar die Naht nicht mehr finden, die sie einte.«

Montaigne sah im Wesen der Freundschaft einen letzten unerklärbaren und unauslotbaren magischen Rest. Er entwickelte die Freundschaftsformel, die unsterblich geworden ist: »Wenn man in mich dringt zu sagen, warum ich Etienne de la Boëtie liebte, so fühle ich, dass nur eine Antwort dies ausdrücken kann: ›Weil er er war, weil ich ich war.‹«

Als Psychotherapeut erstaunt es mich immer wieder, wie erwachsene Männer in dem Moment eine Freundschaft aufgeben und wie eine heiße Kartoffel fallen lassen, in dem Konflikte entstehen. Sie spielen dann die gekränkte Leberwurst, ziehen sich zurück und praktizieren Funkstille. Dagegen sieht Montaigne die Freundschaft als einen dynamischen, streitbaren Prozess: »Ich liebe eine Freundschaft, in der einen die temperamentvolle Derbheit des Umgangs so ergötzt wie in der Liebe das Kratzen und Beißen bis aufs Blut. Eine Freundschaft ist nicht lebendig und weitherzig genug, wenn ihr die Streitlust fehlt, wenn sie sich nur höflich, maßvoll und förmlich gibt, wenn sie Zusammenstöße fürchtet und sich Zwang antut, denn ohne Widerrede kann man nicht disputieren.«

In der Männerfreundschaft können wir also viel über uns und die Welt lernen, in dem Maß, als wir die Schwäche des Freundes erfahren, dürfen wir unsere eigene zulassen. Ein Freund bestätigt uns in seiner Gleichartigkeit, er provoziert und stimuliert unser Wachstum durch seine Andersartigkeit. »Was ist ein Freund?«, fragt Elie Wiesel in *Lob der Freundschaft* und antwortet: »Er ist derjenige, der dir zum ersten Mal deine und seine Einsamkeit bewusst macht und dir hilft, sich aus ihr zu lösen, damit du ihm deinerseits hilfst, sich aus der seinen zu lösen.« Wer einen guten Freund hat, braucht keinen Spiegel.

Nun wirst Du fragen, liebe Julia, was hat meine Wut über den verlorenen Groschen Männerfreundschaft mit dem Ballwechsel der Liebe zwischen Mann und Frau zu tun? Sehr viel, sage ich Dir. Solange ein Mann keinen Freund hat, besitzt er keine emotionale Tankstelle außerhalb der Frau. Er wird damit naturgemäß frauensüchtig und hängt an der »Droge Frau« wie ein Junkie an der Nadel.

Seine Partnerin muss ihm alle Emotionalität und Liebe dieser Welt bieten. Er ist fixiert auf sie. Er macht sie zur Göttin, zur emotionalen Lebensretterin und zur Zentralheizung seines ausgekühlten Körper- und Seelengebäudes. Er fordert damit etwas von der Frau, was sie überhaupt nicht leisten kann: Vierundzwanzig Stunden, rund um die Uhr, wie der ADAC auf den deutschen Autobahnen zur Verfügung zu stehen. Keine Frau kann diese Samariterdienste in Permanenz leisten. Sie ist auch nur ein Mensch. Obwohl sie eine Spezialistin der Nähearbeit ist, braucht sie im gleichen Maß Distanz, Rückzug, Urlaub von der Beziehung.

Die Frau ist nicht der Servicepoint des Mannes. Sie ist auch einmal introvertiert, traurig, wütend, auf eigene Interessenslagen orientiert, seelisch abwesend und von gänzlich anderen Gedanken erfüllt als denen des Mannes. Sie will nicht alles mit dem Mann besprechen, sondern braucht das Gespräch zwischen Frauen, mit ihrer besten Freundin, braucht weibliche Berührung, Komplizenschaft, Gelächter, Pläne und weibliche Verbundenheiten.

Die Beziehung zwischen Mann und Frau stellt ein ständiges Oszillieren zwischen Nähe und Distanz dar, zwischen Anziehung und Zurückstoßung, Nehmen und Geben, Intimität und Sachlichkeit, Lust und Unlust. Der freundlose Mann, der sich keine Körper- und Seelenkontakte außerhalb holt, sondern sie allesamt von seiner Frau einfordert, überfordert die Beziehung sträflich. Nietzsche sagte einmal fälschlicherweise: »Gegen die Männer-Krankheit der Selbstverachtung hilft es am sichersten, von einem klugen Weibe geliebt zu werden.« Armes »kluges Weib« möchte ich da nur sagen, du wirst an dieser Aufgabe scheitern. Die Frau ist kein Reparaturbetrieb für bindungsschwache Männer.

Der Mann lebt, wenn er das Glück hat, sogar mehrere Freunde zu besitzen, mit jedem Freund eine eigene Form des Lebens, eine spezielle Facette seiner Persönlichkeit. Er bekräftigt und veredelt durch den anderen Mann seine Männlichkeit. Das macht ihn für die Frau interessant und ebenbürtig. Ihm verschafft es einen Freiraum, ein Stück Autonomie, Andersartigkeit und Unabhängigkeit. In der modernen, posttraditionalen »Single-Gesellschaft«, die nicht mehr über haltende Konventionen und Normen verfügt, gewinnt der Mann im Freund überdies einen Weggefährten auf der stürmischen Odyssee des Lebens. Solange Männer untereinander auf Distanz gehen, indem sie sich nur formell die Hände schütteln und sich dabei verpanzern, werden sie, so scheint mir, auch nicht zur Freundschaft mit unserem bedrohten zarten blauen Planeten finden und schon gar nicht zu der Idee der Völkerfreundschaft, von der schon Kant träumte.

Der großartige Sam Keen sagt es unübertrefflich schön: »Wir Männer brauchen gleichgeschlechtliche Freunde, weil es bestimmte Arten von Anerkennung und Bestätigung gibt, die uns nur Geschlechtsgenossen geben können. Ein Großteil unserer Erfahrungen als Männer kann nur von einem anderen Mann verstanden werden. Es gibt Dinge, über die wir nur mit jemandem sprechen können, der mit denselben Dämonen gekämpft hat und von denselben Engeln verwundet worden ist. Nur Männer verstehen die heimlichen Ängste, die ein Teil des Mannseins sind ... Nur bei unseren besten Freunden brauchen wir keine Schau zu machen, sondern können uns so sehen lassen, wie wir sind. Deshalb ist die Freundschaft vielleicht das beste Gegengift gegen die Entfremdung, die als unvermeidliche Folge unseres Lebensstils als Vertreter eines bestimmten Berufsstands auftritt.«

Du sprichst, liebe Julia, in Deinem autobiografischen Psychogramm *Eigentlich ist alles schiefgelaufen* von den »Bojen, Oasen und Futterplätzen der Freundschaft«. Zeige sie mir aus Deiner weiblichen Sicht.

Wunderland: Die beste Freundin

DAS WILL ICH GERNE TUN und Dir einen Blick in das Nähkästchen von Frauenfreundschaften gestatten. Doch zunächst erlaube mir eine Bemerkung zu Deiner eigenen Geschichte. Wie froh bin ich, dass Du Dein vorpubertäres, schmächtiges Mannseinwollen mit Lesen kompensiert und somit einen derartigen Fundus an literarischem Wissen angesammelt hast, dass wir uns nun immer wieder daran erfreuen können! Was sind denn ein paar Muskelpakete im Vergleich zu Deinem Zitatenreichtum? So gesehen sind leidvolle Phasen der Identitätsfindung stets auch eine Möglichkeit, Korrekturen in der eigenen Zielsetzung anzubringen. Gut, manchmal ist es nicht einfach, sich von selbst gesetzten Vorstellungen abbringen zu lassen, dann greift einfach eine andere Gesetzmäßigkeit in den eigenen Haushalt ein, wirbelt ein paar Daten durcheinander und wirft uns aus der wunderbaren und doch oft kaum auszuhaltenden Lebensspannung dorthin, wo es nur noch eines gibt: Werden, die wir sind.

Und das ist genau der Punkt, um den es sich bei Frauenfreundschaften dreht. Die Freundin hilft mir, so zu werden, wie mich die Schöpfung gemeint hat. Sie steht mir stellvertretend als Anwältin meiner Selbstwürde zur

Seite. Die beste Freundin rät mir niemals, mich den Wünschen anderer anzupassen, mich unterbuttern zu lassen oder mich zu verbiegen. Sie hilft mir, dass ich mir die Treue halte, dass ich keinen Verrat an mir selbst begehe. Sie unterstützt mich dabei, dass ich mich immer wieder selbst an mich erinnere. Sie begleitet mich auf meinem Weg, in einer ständigen Bewegung zu bleiben, achtsam zu sein, aufmerksam in mich hineinzuhören. Mit ihr gelingt es mir, ständig in einem inneren Dialog zu bleiben.

Wahrscheinlich denkst Du, lieber Mathias, na ja, das ist jetzt aber doch etwas dick aufgetragen. Ich muss Dich enttäuschen, denn es kommt noch dicker: Die Freundin ist die Brücke zu meiner innersten Quelle.

Auch höre ich den Blätterwald frauenfeindlicher Klischees rauschen! Was? Frauenfreundschaften? Das geht doch nicht. Frauen sind untereinander wie Krähen und hacken sich gegenseitig die Augen aus, sie sind ja nur neidisch, zänkisch, intrigant und hinterhältig. Interessant, dass derartige Argumente oft aus Frauenmund zu hören sind. Wenn eine Frau auch noch stolz verkündet, dass sie grundsätzlich besser mit Männern als mit Frauen auskommt, zum Beispiel bei der Arbeit, dann läuten bei mir die Alarmglocken. Es ist der klassische Schwesternstreit, die Stutenbissigkeit, der Weiberzoff. Da lohnt es, sich zu fragen, aus welchem Stoff denn derartige negative Klischees gewoben werden.

Wer die eigenen Geschlechtsgenossinnen nicht leiden kann, hat ein großes Problem. Einmal mit den anderen, aber vor allem auch mit sich selbst. Wenn wir grundsätzlich anderen Frauen gegenüber feindselig eingestellt sind, ihnen misstrauen, ihnen die negativsten Motive für ihr Handeln unterstellen, dann stehen wir dabei mit unserer eigenen Weiblichkeit auf Kriegsfuß, und das ist eine ernst zu nehmende Problematik. Wie kann ich mich in meiner Haut wohlfühlen, wenn ich mir selbst Feind bin? Nun bin ich weit davon entfernt, irgendwelche abwertenden Beurteilungen für diese Frauen zu treffen, schließlich weiß ich, wie so etwas zustande kommt, bin selbst durch die Hölle weiblicher Selbstentwertung geschritten und habe dabei Federn gelassen.

Was ist der Hintergrund für diese äußerst problematische Einstellung zum eigenen Geschlecht und zur eigenen Weiblichkeit? Ich habe meine eigene Geschichte analysiert und viele andere Frauenbiographien untersucht, und dabei interessante Übereinstimmungen gefunden. Wir lernen ja über Vorbilder, das heißt, für das Frausein steht die Mutter Modell. Nun ist die eigene Mutter nicht für alle Frauen ein geeignetes Vorbild für den eigenen Lebensentwurf. Ich wusste beispielsweise eines mit Sicherheit: So wie sie, niemals! Das kommt für mich nicht in Frage. Und das brachte mich in eine beinahe ausweglose Situation, denn ich liebte meine Mutter über alles. Sie war liebevoll, verlässlich, ich fühlte mich von ihr durch und durch verstanden, sie konnte zuhören, sie war an mir und meinem Innenleben interessiert, ich war ihr Augapfel, ihre Freude. Ich kenne das verdammt gute Gefühl, wie es ist, immer zu spüren: Es ist schön, dass es dich gibt. Ich kenne die Wonne, sich im Blick der Mutter zu aalen. Ich weiß, was es heißt, in einen Raum einzutreten und zu erleben, auf dem Gesicht der Mutter geht die Sonne auf. Was will ein Kind mehr?

Aber gleichzeitig war meine Mutter auch eine durch und durch entwertete Frau. Sie hatte nichts zu melden, obwohl sie als Fabrikarbeiterin für die ganze Familie aufkam, vom Vater – dreißig Jahre älter als sie und längst aus dem Erwerbsleben ausgeschieden, darüber hinaus ohne Rente – erntete sie nur Missachtung und gelegentlich auch Häme und Hohn. Die Ehemänner meiner Schwestern, die Töchter meines Vaters aus erster Ehe hatten lediglich ein müdes Lächeln für die Frau übrig, die ihnen jeden Sonntagabend ein aufwändiges Abendessen zubereitete und auch noch bezahlte. So konnte ich die Beobachtung machen, dass eine Frau noch so tüchtig und fleißig und liebevoll sein kann, die Anerkennung bleibt aus. Daher wusste ich schon mit fünf: Diese Rolle kommt für mich nicht in Frage.

Mit diesem inneren Bild musste ich fertig werden. Auf der einen Seite liebte und achtete ich meine Mutter, auf der anderen Seite verachtete ich sie und schämte mich für sie. Wie ist das möglich, grübelte ich, dass eine so gescheite Frau so wenig Anerkennung und Wertschätzung erfährt und sich nicht für ihre Würde einsetzt, kämpft und die Schwiegersöhne einfach aus dem Haus jagt?

Als ich im zarten Alter von zweiundvierzig Jahren in die Wechseljahre hineinsegelte, ein Buch darüber schrieb und Tagungen durchführte, da dachte ich zunächst, als ich die Teilnehmerinnen sah, mich trifft der Schlag. Da saßen sie, die Frauen, im Zuschnitt meiner Mutter, artig, freundlich, dabei vor Unwertgefühl strotzend, mit ihren Handtäschchen auf dem Schoß, den blank geputzten Pumps, dem geblümten Sonntagsrock. Sie hockten wie Hühner auf der Stange. Am liebsten wäre ich im Erdboden verschwunden, zu peinlich, zu schmerzlich, zu fürchterlich war dieser Anblick. Weil ich aber die Leiterin war, konnte ich nicht einfach das Handtuch werfen, sondern musste ausharren, musste mich durch die Entwertungsgeschichten, die sie erzählten, durchquälen. Ich ließ mich bewegen und berühren, bis ich zu meinem eigenen Schmerz vorstieß, dem Schmerz, dass ich eine wundervolle Mutter hatte und miterleben musste, wie sie nur mit Geringschätzung bedient wurde und schlimmer noch, wie sie die Entwertung ihrer Person als von Gott gegeben hinnahm, in ihr eigenes Selbstbild einbaute und ein miserables Selbstbewusstsein entwickelte. Jedem Idiot fühlte sie sich automatisch unterlegen. Manchmal hatte ich den Eindruck, dass sie sich gar schämte, überhaupt auf der Welt zu sein. Das hat mich zutiefst gekränkt und gequält. In diesen intensiven Auseinandersetzungen lernte ich, statt mich von der Peinlichkeit abzuwenden, hinzuschauen, hinzuhören und die Frauen in der Bearbeitung ihrer Kränkungen zu begleiten.

So gesehen begleitete ich viele Mütter stellvertretend für meine eigene. Und dabei bin ich mir begegnet, ich glaube, es war der weiteste Weg, den ich je zurückgelegt habe. In dieser Arbeit aber gelangte ich irgendwann zu einer tief empfundenen Liebe und eroberte damit die Bejahung meiner eigenen Weiblichkeit. Inzwischen habe ich in mir einen absolut unerschütterlichen Liebesraum für Schwestern, Töchter und Mütter eingerichtet.

Ja, du ahnst, lieber Mathias, meine ganze Motivation für meine Frauenarbeit stammt aus meiner Kindheit: Ich kämpfe darum, die Würde der Frauen zu rehabilitieren und sie so mit ihrer eigenen Weiblichkeit in Einklang zu bringen.

Die innere Rehabilitierung der entwerteten Mutter öffnet den Weg für Frauenfreundschaften und lässt zu, dass ich mir selbst und anderen Frauen liebevoll gegenübertreten kann. In vielen Fällen ist es sogar so, dass erst die Freundin mich vollständig mit der tief verwundeten Weiblichkeit versöhnen kann und mir hilft, eine Frau zu sein und mich als solche zu lieben.

Was zeichnet die Freundin aus? Zunächst ist zwischen Freundinnen und der besten Freundin ein Unterschied zu machen. Mit Freundinnen unternimmt man etwas, geht ins Kino, besucht ein Konzert, spielt Tennis oder belegt einen Computerkurs. Mit der besten Freundin mache ich das auch, aber darüber hinaus werden Gespräche geführt, lange, tiefe, ehrliche. Der besten Freundin zeigen wir das wahre Gesicht, sprechen über Quälendes, Erfreuliches, Problematisches. Vor allem lassen wir sie an unserer Entwicklung teilnehmen. Sie ist also eine profunde Kennerin unserer Seelenlandschaft. Da genügt nur ein kleiner Hinweis auf eine bestimmte Situation, und sie weiß, was das seelisch zu bedeuten hat. Sie kennt uns in- und auswendig und weiß über alles Bescheid, denn vor der besten Freundin haben wir keine Geheimnisse. So ist es auch klar, dass sie es ist, die als Erste erfährt, dass wir uns in der Beziehung nicht so glücklich fühlen, sie hört als Erste die leisen Hinweise, ob eine Trennung nicht besser wäre, während der Partner nichts davon ahnt. Männer sollten sich deshalb möglichst positiv zu der besten Freundin der Ehefrau oder Partnerin einstellen, letztlich sitzt sie an der wichtigsten Schaltstelle, um einen Beziehungsverlauf günstig zu beeinflussen und zum Durchhalten zu ermuntern. Zudem befriedigt sie das Bedürfnis nach emotionaler Nähe, sollte dieses in der Beziehung etwas zu kurz kommen.

Mit der besten Freundin besprechen wir alles, was uns beschäftigt. Die Psychotherapeutin Verena Kast resümiert in ihrem Buch *Die Beste Freundin*, in welchem sie hundert halbstrukturierte Interviews auswertete: »Generalisiert kann gesagt werden: Bei der besten Freundin spüren Frauen Nähe, Wärme, fühlen sie sich geborgen und sicher, akzeptiert, auch wenn sie etwas machen, das die Freundin eigentlich nicht versteht. Sie können schwach und stark sein, sie können sich aufeinander verlassen in guten und in schlechten Tagen, wobei gerade auch die guten Tage betont werden, sie können offen sie selbst sein, ohne sich verstellen zu müssen, ohne eine Rolle zu spielen; sie haben den Raum, um immer wieder neu herauszufinden, wer sie selbst sind, wer sie selbst sein könnten. Und das alles ist verbunden mit Freude, Spaß und Wohlbefinden.«

So leistet die beste Freundin in vielen Fällen so ganz nebenbei psychotherapeutische Arbeit mit größtem Gewinn. Die beste Freundin verfügt in der Regel über eine lange zeitliche Achse, die tief in die Vergangenheit hineinragt. Sie hat bereits das Ende der ersten Verliebtheit miterlebt, sie hat die verschiedenen Tiefs und Hochs begleitet und war dabei behilflich, hat geholfen, Trennungen zu verarbeiten, stützte bei beruflichen Misserfolgen, freute sich, wenn etwas glückte, war Trauzeugin, Patin des ersten Kindes. Sie kennt sich in unserem Leben bestens aus und weiß um die seelischen Hintergründe.

Das macht sie zur profunden Kennerin der inneren Welt. Darüber hinaus wird alles getragen von einer beinahe unerschütterlichen Liebe zwischen den beiden Frauen. Ja, du hast Recht, wir lieben uns. Und wir erfreuen uns gegenseitig aneinander. Wir brechen in Begeisterung aus, wenn die Freundin in einem umwerfenden Kleid aufkreuzt, zupfen an einer Falte herum, damit ihre Figur noch besser zur Geltung kommt. Wir sind entzückt über die hinreißend schöne Frisur, beschwören sie, die Haare niemals mehr anders zu tragen, kurz: Wir freuen uns gegenseitig an unserer Weiblichkeit!

Und jetzt komme ich zu dem absolut wichtigsten Punkt in Frauenfreundschaften: Wir sind uns gegenseitig behilflich, die Schönheit des eigenen Körpers zu entdecken. Wir haben keine Scheu, uns zu berühren, im Gegenteil, wir genießen es, uns bei der Freundin unterzuhaken, ihre Hand zu halten, uns von ihr streicheln zu lassen. Ich zum Beispiel kroch mit viel Vergnügen zur Freundin ins Bett, und wir erzählten uns in der Dunkelheit die tollsten Geschichten. Zudem hat die beste Freundin längst den Charme der vielleicht etwas zur Üppigkeit neigenden Hüften entdeckt und wird alles daran setzen, dass diese Körperstelle nicht ständig wie ein unliebsamer Gast beschimpft wird. Sie ist es, die uns hilft, mit der vielleicht nicht unserer Vorstellung entsprechenden Haarpracht fertig zu werden und uns damit anzufreunden. Sie lindert den Schmerz, wenn wir mit unseren etwas klein geratenen Brüsten hadern oder feststellen, wieder einige Kilo zugelegt zu haben. Sie hilft die Selbstentwertung zu stoppen, schaut mit mildem Auge auf die Zellulitis, legt wohltuend ihre Hand auf die peinliche Stelle, sagt, ach komm, lass doch, es ist gut, so wie du bist. Sie ist die Brücke zur Selbstakzeptanz und schließlich zur Selbstliebe.

Und wer nun missgünstig denkt, solche Frauen gäbe es doch nicht, denen kann ich nur sagen: Doch, es gibt sie tatsächlich. Und wer keine kennt, hat eben keine beste Freundin, hat vielleicht Freundinnen, Kolleginnen, Bekannte. Dann aber wird es höchste Zeit, eine beste Freundin zu finden! Wo? Sie sind überall. Wir müssen nur die Augen öffnen. Vielleicht finden wir sie in der etwas unscheinbaren Nachbarin aus dem vierten Stock mit der seltsamen Katze, oder vielleicht ist es eine Arbeitskollegin, von der wir den Eindruck haben, sie sei etwas zurückhaltend oder gar eingebildet. Wie auch immer, es gibt sie.

Und noch etwas. In Freundschaften wachsen wir zu unseren besten Eigenschaften, die wir in uns tragen. Es ist ein hervorragendes Lernfeld, seelische Gesetzmäßigkeiten kennenzulernen. Darüber hinaus fördert es meine Liebesfähigkeit, denn in der Freundschaft lerne ich, auch andere Lebenshaltungen wertschätzend zu respektieren, selbst dann, wenn mir etwas zunächst gegen den Strich gehen sollte. Wenn die beste Freundin einen Partner hat, der mir nicht gefällt, werde ich an diesem Modell meine Toleranz üben können. Schließlich ist Freundschaft die uneigennützigste Art von liebendem Wohlwollen füreinander, und wir sind uns gegenseitig in unserer Entwicklung behilflich, damit wir den Weg zu uns selbst finden. Mascha Kaleko findet hierfür besonders schöne Worte:

»... in mir ist alles aufgeräumt und heiter,
die Diele ist geputzt, das Feuer ist geschürt.
An solchem Tag erklettert man die Leiter,
Die von der Erde in den Himmel führt.
Da kann der Mensch, wie es ihm vorgeschrieben,
weil er sich selber liebt, den Nächsten lieben.«

Mann, Arsch hoch!

Ich sag mir: Freund, was ist denn los,
hör auf zu jammern, Mann ist Mann!
Nur manchmal widert mich der Zwang
zu meinem Mannsein furchtbar an.

Konstantin Wecker

DANKE, LIEBE JULIA, für Deine wunderschönen Reflexionen über Frauenfreundschaft. Von Euch können wir Männer viel lernen. Das wichtigste ist, so scheint mir, dass wir uns selbst in Bewegung setzen. Ich möchte meinen lieben Geschlechtsgenossen zurufen: Hören wir Männer auf, den alten Pappriesen zu spielen. Hören wir auf, uns mit der Ehe Versorgungsleistungen zu sichern, die uns als Dienstleistungen auf dem Markt teuer zu stehen kämen. Verabschieden wir uns endlich von jenem grotesken Bild der Frau, das sie irgendwo zwischen Dienstmädchen und Krankenschwester einordnet.

In einem alten amerikanischen Hausbuch für die gute Ehefrau, *Housekeeping Monthley,* fand ich diese reaktionäre Männerphantasie als Ratgeber in Reinkultur. Da heißt es über die Ehefrau, die natürlich ihr Make-up nachlegt und sich ein »Band ins Haar« knüpft, bevor der Göttergatte heimkehrt: »Hören Sie ihm zu. Sie mögen ein Dutzend wichtiger Dinge auf dem Herzen haben, aber wenn er heimkommt, ist nicht der geeignete Augenblick, darüber zu sprechen. Lassen Sie ihn zuerst erzählen – und vergessen Sie nicht, dass seine Gesprächsthemen wichtiger sind als Ihre. Der Abend gehört ihm. Beklagen Sie sich nicht, wenn er spät heimkommt oder ohne Sie zum Abendessen oder irgendeiner Veranstaltung ausgeht. Versuchen Sie stattdessen, seine Welt voll Druck und Belastungen zu verstehen. Er braucht es wirklich, sich zu Hause zu erholen. Ihr Ziel sollte sein: Sorgen Sie dafür, dass Ihr Zuhause ein Ort voller Frieden, Ordnung und Behaglichkeit ist, wo Ihr Mann Körper und Geist erfrischen kann.« Und, weibliche Leserin, aufgepasst: »Schieben Sie ihm sein Kissen zurecht und bieten Sie ihm an, seine Schuhe auszuziehen. Sprechen Sie mit leiser, sanfter und freundlicher Stimme. Fragen Sie ihn nicht darüber aus, was er tagsüber gemacht hat. Zweifeln Sie nicht an seinem Urteilsvermögen oder seiner Rechtschaffenheit. Denken Sie daran: Er ist der Hausherr und als dieser wird er seinen Willen stets mit Fairness und Aufrichtigkeit durchsetzen. Sie haben kein Recht, ihn in Frage zu stellen.«

Wo immer der Mann steht, die Frau steht ihm bei. Das ist richtig, wenn er eine Krise am Arbeitsplatz hat, wenn er eine Krankheit durchsteht oder wenn er eine Trauer verarbeiten muss. Insgesamt halte ich viele weibliche Hilfeleistungen für problematisch, wenn nicht sogar schädlich für den Mann. Es hindert den Mann häufig daran, sich endlich selbst in Bewegung zu setzen und, verzeih, liebe Julia, den derben Ausdruck, den Arsch hochzubringen. »Wem nicht zu raten ist«, sagt das Sprichwort, »dem ist nicht zu helfen.«

Das weibliche Helfen kann leicht zum Helfersyndrom degenerieren und somit die männliche Hilflosigkeit noch zementieren. Eine Frau, die bereits zum zweiten Mal einen Alkoholiker heiratet, sollte sich vielleicht nicht länger auf ihre ohnehin erfolglosen Hilfsaktionen konzentrieren. Sie sollte sich einmal der Frage stellen, warum sie sich zu so labilen Männern hingezogen fühlt und von welchen eigenen Entwicklungsaufgaben sie sich in ihrer grandiosen Helferrolle ablenkt. Wenn Frauen Männern helfen wollen, geht ihr Veränderungswunsch meist in eine bestimmte Richtung, die ihren Wünschen entspricht. Wehe, der Mann verändert sich zur wirklichen Selbstständigkeit. Dann wird er unbequem und spürt vielleicht, dass er die Frau als Hilfskrücke nicht mehr braucht. Jetzt bekommt sie Verlustangst …

Die Helferin ist selten ganz selbstlos. Vor allem verdrängt sie gerne, welche Rolle sie möglicherweise bei den Problemen des Mannes spielt. Wenn sie ihn erfolgreich zum Haustier und »braven Schwiegersohn« domestiziert hat, dann ist er ihr genau deswegen im Laufe der Jahre langweilig und sexuell unattraktiv geworden. Schickt sie ihn mit helferischer Gebärde in die Therapie, dann erlebt sie vielleicht nach einiger Zeit ihr blaues Wunder: Der brave Mann kehrt als ein wilder Mann zurück, ein Tarzan im Lendenschurz. Er wird jetzt vielleicht stinkwütend, dass er immer um Sex betteln und auf die Minute genau abends heimkehren muss. Plötzlich kritisiert er ihre Kaufsucht, ihr mangelndes politisches Interesse und ihr Teeniegehabe. Der Mann ist männlicher geworden. Er wagt es endlich, seine Augen zu heben und andere Frauen mit Lust anzuschauen und mit ihnen zu flirten. Vielleicht fordert er eines Tages mit Erich Kästner: »Herr Ober, bitte eine andere Frau!«

Es ist weibliche Selbstüberhebung, den Mann nach Märchenart mit einem Kuss, das heißt mit weiblicher Suggestivkraft, erlösen zu wollen. Erlösung ist immer Selbsterlösung. Ich habe Dutzende von Männergruppen geleitet. Dabei hat mir für die männliche Selbstbefreiung ein Wort aus der Suchttherapie geholfen: Hilfe durch Nichthilfe. Wenn die Frau wirksam helfen will, dann sollte sie es besser wie die anfänglich so weinerliche und unselbstständige Prinzessin im *Froschkönig* machen. Als diese, von Wut über den depressiven, erpresserischen und schleimigen »Froschmann« gebeutelt, diesen an die Wand klatscht, da kommt er endlich als Prinz herunter. Das heißt, auch er entdeckt seine männliche Wut und den Selbstbehauptungswillen, und lässt sich auf das Beziehungsduell zwischen Frau und Mann ein.

Ich warne allerdings alle Frauen: Nicht jeder Mann, den Frau an die Wand wirft, kommt als Prinz herunter!

Auch in der Paarevolution sind der Leidensdruck und die konstruktive Aggression die eigentlichen Helfer. Nur durch Klarheit und Widerstand kann die Frau den Mann veranlassen, in die männliche Entwicklung zu gehen und bindungsfähiger zu werden. »Eine Schlange, die sich nicht häutet«, sagt Nietzsche, »stirbt«. Wenn ein Mann auf diese Herausforderungen der Frau partout nicht eingeht und in seinem alten unreifen Ego verharrt, dann ist er es nicht wert. Dann soll Frau ihn ziehen lassen, anstatt in der Märtyrerinnenpose ihr Leben zu versäumen.

Die Frau muss sich da den männlichen Bedürfnissen verweigern, wo diese ihre eigene lebensnotwendige Freiheit und Identität bedrohen. Renate, eine Diplomchemikerin mit drei Kindern, wollte mit vierundvierzig Jahren wieder mit dem Modus der Teilzeitarbeit in ihren alten geliebten Beruf einsteigen. Christoph »verbot« es ihr. Renate, eine sanfte, zu Männern hochschauende Frau, kam aufgelöst in meine Praxis. Sie war tief verunsichert, weil ihre eigene Mutter sich ein Leben lang für Mann und Kinder »aufgeopfert« hatte. Renate stand vor dem größten Beziehungskonflikt ihres Lebens. Ich empfahl ihr, ihr realistisches Berufsziel auf Biegen und Brechen und, wie ich hinzufügte, »mit hoher krimineller Energie« zu verfolgen. Da musste sie lachen. Sie bewarb sich, fand erstaunlich rasch eine Halbtagsstelle und konfrontierte den verdutzten Christoph mit der neuen Sachlage.

Das Unerwartete geschah: Christoph tobte nicht, er verließ nicht die Ehe, er schlug Renate nicht tot, nein, er klappte zusammen wie ein Taschenmesser. Als ich die beiden ein Jahr später zufällig traf, dachte ich, Christoph greife mich als therapeutischen Komplizen seiner Frau an. Stattdessen sagte er strahlend zu mir: »Ich bin stolz auf Renate. Sie ist unglaublich tüchtig in ihrem Beruf. Wenn die Kinder aus dem Haus sind, wird sie ganztags arbeiten. Sie bringt gutes Geld heim. Wir können uns jetzt ein Wochenendhaus kaufen.«

Klarheit, das ist es. Wenn der Mann, dieses fleischgewordene Trägheitsprinzip, in Bewegung kommen soll, muss ihm die Frau die Wahrheit zumuten: Dass sie sich mit ihm sexuell langweilt. Dass sie durchaus nicht so zerbrechlich ist, sondern beruflich und privat selbst für sich zu sorgen vermag. Dass sie Lust hat, ihm ebenso sexuell gegenüberzutreten, wie er ihr. Dass sie eigene Aktivitäten liebt und Interessen verfolgt, die nur ihr gehören, bei denen er nichts zu suchen hat. Dass sie seine »Gefühlsversteppung« unter keinen Umständen toleriert und sich eher einem anderen Mann zuwendet, als in seiner männlichen Gefühlswüste zu verdursten. Der Erotiker und Romantiker Friedrich Schlegel sagte es in seinem Werk *Über Diotima* so schön: »Nur selbstständige Weiblichkeit, nur sanfte Männlichkeit ist gut und schön.«

Umgekehrt muss der traditionelle Mann seine alte Rolle überdenken. Er muss sich fragen: Warum bin ich so gefühlsstarr? Wie lerne ich es, weich zu werden und mein Inneres zu offenbaren? Warum muss ich mich immer beweisen? Warum unterdrücke ich meine spielerischen und spontanen Seiten? Warum gestehe ich mir meine Abhängigkeit, Bedürftigkeit und Verletzlichkeit nicht ein? Warum rede ich nicht? Wie finde ich den Mut, endlich einmal zu sagen, was mich an meiner Frau abstößt, beleidigt, kränkt, wütend macht?

Zwischen den Geschlechtern gibt es viel Enttäuschung, Frust und Wut. Das ist noch lange keine Katastrophe. Zur Katastrophe wird es, wenn Männer und Frauen das in der Beziehung verdrängen. Sie verstecken damit einen wichtigen Teil ihres Selbst. Das Verdrängte hält sie umso hartnäckiger im Griff. Wo steht geschrieben, dass Frauen sich nicht auch sexistisch verhalten? Wer wüsste nicht, dass Frauen die Sexualität, besonders deren Verweigerung, als Waffe benutzen?

Ein Mann, der lernt und wagt, seine negativen Gefühle gegenüber seiner Frau zu äußern, der ist letztlich ein streitbarer, angenehmer und kooperativer Partner. Der Zorn klärt, erfrischt und verleiht Kräfte. Er reißt

Mann und Frau aus Leidensseligkeit, Resignation und Zynismus. Wie ein Gewitter reinigt er die dumpfe Beziehungsatmosphäre. Das ist das positive Nein in der Liebe. Dagegen bedeutet der chronische Ärger in der Beziehung meist die Unfähigkeit, Wut in Aktion umzusetzen.

Horst-Eberhard Richter sagt es so treffend: Männer und Frauen müssen lernen, »dass sie nur als vollständige Menschen, die jeweils die andere Seite in sich mittragen, erfolgreich an der Überwindung der entfremdenden Spaltungen in der Welt arbeiten können«.

Der Mann steht, wie noch nie in seiner Geschichte, vor einer doppelten Aufgabe. Er muss den *animus*, die männliche Seele, und die *anima*, die weibliche Seele, in sich entwickeln. Es war ein Mann, der Schweizer Arzt und Psychoanalytiker Carl Gustav Jung, der gerade uns Männern diese Begriffe ans Herz legte. Über die Integration der weiblichen Aspekte in die Persönlichkeit des Mannes haben wir bereits gesprochen. Der Therapeut Karlfried Graf Dürkheim kritisierte den logisch kalten Blick des Mannes auf die Welt: »Die westliche Kultur ist eine Kultur des männlichen Geistes. Die einseitige Entwicklung und Bezeugung männlicher Gaben bedeutet zugleich die Vernachlässigung, wenn nicht Unterdrückung der weiblichen Potenziale ... wo der Mensch mehr oder weniger nur um seiner Leistung Willen gewürdigt wird, die objektiv feststellbare und messbare Resultate zeitigt, wird die Welt des Gemüts, der inneren Gestimmtheit, der Gefühle verdrängt.«

Die Weiblichkeit des Mannes könnte, wie wir sahen, seine Empfänglichkeit für Spiritualität bewirken. Dadurch kann die Endlichkeit und Einsamkeit des Menschen in einem gleichgültigen Kosmos bedacht und der eigene Lebenssinn gefunden werden. Selbst für den katholischen Denker Blaise Pascal steht der Mensch verloren in der kosmischen Unendlichkeit: »Ich sehe diese furchtbaren Räume des Weltalls, die mich umschließen, und ich finde mich an einen Winkel dieser unermesslichen Ausdehnung gebunden, ohne zu wissen, warum ich gerade an diesen Ort gestellt bin und nicht an einen anderen, noch warum mir diese kleine Zeitspanne, die mir zum Leben gegeben ist, gerade an diesem und nicht an einem anderen Punkt der ganzen Ewigkeit zugeordnet ist … Ich sehe auf allen Seiten nur Unendlichkeiten, die mich umschließen wie ein Atom.«

Aber es ist der gleiche Pascal, der der zerbrechlichen Kreatur Mensch entscheidende Würde zuerkennt: »Der Mensch ist nur ein Schilfrohr, das Schwächste der Natur, aber er ist ein denkendes Schilfrohr. Es ist nicht nötig, dass das ganze Weltall sich waffne, ihn zu zermalmen. Ein Dampf, ein Wassertropfen genügen, um ihn zu töten. Aber wenn das Weltall ihn zermalmte, so wäre der Mensch noch edler als das, was ihn tötet, denn er weiß, dass er stirbt, und kennt die Überlegenheit, die das Weltall über ihn hat; das Weltall weiß nichts davon.«

Als bewegter, in Bewegung gekommener Mann lebt und liebt es sich leichter. Es lebt sich weicher und frecher, offener und lebensverliebter, erdverbundener, ökologischer und friedlicher. Falsche Helden von Nero bis Hitler hatten wir genug. Wenn ein Mann beziehungsreif sein und seine Frau nicht wie ein Vampir emotional aussaugen will, dann darf er lernen, das innere Kind auf seinen Schoß zu nehmen und sich das zu geben, was er von seinem Vater nie bekommen hat. Er darf Männerfreundschaften entwickeln, um Hilfe bitten und zum Pionier des neuen Mannes werden.

Technologisch leben wir Männer in der digitalen Welt der Vernetzung, der Gen-Forschung und der Raumfahrt, gefühlsmäßig sind unsere Wertvorstellungen oft noch steinzeitlich. Wenn die Frauen das großartige Buch der Lateinamerikanerin Clarissa Pinkola Estés *Die Wolfsfrau* lesen und damit ihre wild-intuitiven Persönlichkeitsanteile wiederzugewinnen suchen, so dürfen wir Männer es mit dem amerikanischen Lyriker und Männertheoretiker Robert Bly halten, der uns in seinem mythisch-kraftvollen Werk *Der Eisenhans* auffordert: »Das Ziel besteht nicht darin, der Wilde Mann zu sein, sondern mit dem Wilden Mann Kontakt zu haben.«

In dem Grimmschen Märchen entdeckt der zart besaitete Königssohn, dass er nicht länger der klammernden und gluckenden Königsmutter gehört, sondern dass er dem Eisenhans, diesem riesigen behaarten Mann aus dem Tümpel folgen muss. Der schwächliche Königsvater hat den Eisenhans fangen und in einem Käfig auf dem Schlosshof arrestieren lassen, damit nur ja nicht die wilde Männlichkeit sein Reich ergreift. Der Königssohn stiehlt, gut freudianisch, den Schlüssel des Käfigs unter dem Kopfkissen(!) seiner Mutter und entweicht mit dem wilden Gesellen in den Märchenwald. Das sind der Dschungel des Lebens und die Abenteuer, die ihn bei seiner Mannwerdung erwarten. Natürlich bekommt er am Ende seine Prinzessin, die ein kraftvolles, unkonventionelles und ebenbürtiges Weib ist, eine wahre Wolfsfrau.

Bly bringt in Erinnerung: »Ich behaupte, dass am Grund der Psyche eines jeden heutigen Mannes ein großer primitiver Mann verborgen liegt, der von Kopf bis Fuß mit Haaren bedeckt ist. Indes hat es die moderne Kultur bis heute versäumt, einen Kontakt zu diesem Wilden Mann herzustellen. Freud, Jung und Wilhelm Reich sind drei Männer, die den Mut besessen haben, in den Pfuhl hinabzusteigen und zu akzeptieren, was sie dort entdeckten. Dem heutigen Mann ist es aufgegeben, ihnen dorthin zu folgen.«

Lieber männlicher Leser, Hand aufs Herz, welche Jungenbücher hast Du am liebsten gelesen? Waren es nicht die Abenteuer von Tom Sawyer und Huckleberry Finn, die Dich entzückten? Sie waren beide keine wohlerzogenen Jungen, zu denen sie ihre Tante Polly und Sally machen wollten. Tom und Huck inszenieren ihren vermeintlichen Tod, sie brennen auf eine Insel durch, dringen in eine gefährliche Höhle ein, und Huck wagt mitten auf dem Mississippi auf einem Floß die Reise ins Abenteuer und die Ferne. Ihr geistiger Nachfahre Harry Potter wiederum bricht heute voller Mannesmut, aber durchaus mit Ängsten, in das Reich der Zauberer auf und nimmt die tödlich bedrohliche Herausforderung des Fürsten der Finsternis, Lord Voldemort, an …

Wenn der Wilde Mann in uns reden darf, dann entfaltet er eine gewaltige schöpferische Energie und stellt sich der Welt in ihrer Schönheit und Grausamkeit. Wir stehen heute vor, genauer in einer Revolution der Beziehung zwischen Mann und Frau. Es ist ein Erdbeben, eine Verschiebung der bisherigen Welt, ein Geburtsvorgang durch mehrere Generationen hindurch. Sam Keen bringt die verworrene Situation auf den Begriff: »Die Welt ist zugleich gefährlich, gefährdet und verletzend. Es steht außer Frage, dass die historische Erniedrigung der Frauen, die von den Feministinnen dargestellten Demütigungen und Grausamkeiten, Tatsachen sind. Das Leiden der Männer unter den Geschlechterrollen ist jedoch auch eine Tatsache … Die Beziehung zwischen den Geschlechtern wird erst dann heil werden können, wenn Männer und Frauen damit aufhören, ihre jeweiligen Leiden als Rechtfertigung für ihre Feindseligkeit zu benutzen.«

Mann, mach Dich auf den Weg! Was Du dabei entdecken kannst, ist das Größte im Leben: die Liebe. Stimmst Du mir zu, liebe Julia, dass Männer, wenn sie mit ihrem schönen Selbst versöhnt sind, Virtuosen der Liebe sein können?

Die Mehrheit der Liebesgedichte in der Weltliteratur haben Männer von Ovid bis Rilke geschrieben. Der romantische Dichter Novalis vergleicht als Mann die Liebe mit dem eucharistischen Mahl der religiösen Mythologie:

Wenige wissen
Das Geheimniß der Liebe,
Fühlen Unersättlichkeit
Und ewigen Durst.
Des Abendmahls
Göttliche Bedeutung
Ist den irdischen Sinnen Räthsel;

Aber wer jemals
Von heißen, geliebten Lippen
Athem des Lebens sog,
Wem heilige Gluth
In zitternde Wellen das Herz schmolz,
Wem das Auge aufging,
Daß er des Himmels
Unergründliche Tiefe maß,
Wird essen von seinem Leibe
Und trinken von seinem Blute
Ewiglich.
Wer hat des irdischen Leibes
Hohen Sinn errathen?
Wer kann sagen,
Daß er das Blut versteht?
Einst ist alles Leib,
E i n Leib,
In himmlischem Blute
Schwimmt das selige Paar.

O! daß das Weltmeer
Schon erröthete,
Und in duftiges Fleisch
Aufquölle der Fels!
Nie endet das süße Mahl,
Nie sättigt die Liebe sich.
Nicht innig, nicht eigen genug
Kann sie haben den Geliebten.

Von immer zärteren Lippen
Verwandelt wird das Genossene
Inniglicher und näher.
Heißere Wollust
Durchbebt die Seele.

Durstiger und hungriger
Wird das Herz:
Und so währet der Liebe Genuß
Von Ewigkeit zu Ewigkeit.
Hätten die Nüchternen
Einmal gekostet,
Alles verließen sie,
Und setzten sich zu uns
An den Tisch der Sehnsucht,
Der nie leer wird.
Sie erkannten der Liebe
Unendliche Fülle,
Und priesen die Nahrung
Von Leib und Blut.

Wenn Männer sich in Bewegung setzen, können Frauen nicht stehenbleiben. In welche Richtung, liebe Julia, müssen Frauen aufbrechen?

Bestell deinen Garten

Das, was wir Frauen zu entdecken haben, lieber Mathias, geht in vier verschiedene Richtungen. Einmal nach innen in die eigene Geschichte, um den roten Faden in der eigenen Biografie zu finden und zu verstehen, und andererseits nach außen, um gesellschaftspolitische Zusammenhänge zu begreifen. Dann führt uns die Auseinandersetzung nach unten zu den eigenen erlittenen Kränkungen, Demütigungen und seelischen Verletzungen, damit wir sie bearbeiten können und letztlich nach oben, wo die Luft etwas kühner und kühler wird und es uns möglich wird, uns mit uns und mit dem, was uns widerfahren ist, auszusöhnen. Also ein volles Programm, das thematisch und emotional für ein ganzes Menschenleben ausreicht. Ich weiß, dass viele Frauen im Laufe der Frauenbewegung in ihren Kränkungen stecken geblieben sind in ihrer Anklage gegen die Männer, die ihnen das alles angetan haben. Dieser Weg führt in die Wüste, wo sich nichts ändert, und fixiert den Blick nach außen, denn wer immer nur andere verantwortlich macht, verpasst die Frage nach der eigenen Möglichkeit. So sehr mir die Wut für Erlittenes einleuchtet, so gut ich die damit verbundene Empörung verstehen kann, bleibt es dabei, dass damit keine Veränderung der Verhältnisse zu erwirken ist. Im Gegenteil, solange wir jammern und anklagen, andere an den Pranger stellen, ist unsere gesamte Aufmerksamkeit nur auf den anderen gerichtet. Und das halte ich für ein weibliches Grundübel. Wir tanzen um das Goldene Kalb, wir zentrieren uns auf den Mann, machen uns in einer Art und Weise von ihm abhängig, die weit unter unserer Würde liegt. Entweder erhöhen wir den Mann, schauen zu ihm auf, möchten ihm gefallen, von ihm hinterm Ohr gekrault, gelobt und begehrt werden, oder wir betrachten ihn wie einen mehrfachen Mörder, dem wir nur noch Verachtung entgegenbringen. Jedes Wort legen wir auf die Goldwaage, jede Blickrichtung nehmen wir unter die Lupe, ob da nicht irgendwie etwas Unlauteres zu entdecken wäre. Wir wollen ihn zwar, aber bitte nicht so, wie er ist. Wir wollen ihn anders oder überhaupt nicht oder vielleicht doch oder nur gelegentlich.

In Frauengesprächen entlarvt sich die unerbittliche Ausschließlichkeit unserer Interessen: Männer! Ich erinnere mich an die vielen Stunden, in denen wir in Frauengruppen männliches Verhalten sezierten, untersuchten, analysierten und Zusammenhänge herausarbeiteten, die sein Verhalten erklärten. Wir erzählten davon, was er gesagt hat, wie er es gesagt hat, wie er sich verhalten hat, was er getan hat, was er nicht getan hat und vor allem davon, wie er doch eigentlich zu denken, zu fühlen und zu handeln habe. Wir haben sonderpädagogische Theorien ausgeheckt, eilten damit unternehmensfroh nach Hause, setzten unsere Programme ein, um uns dann hinterher unverzüglich telefonisch brühwarm mitzuteilen, dass es wieder nicht geklappt hat. Wir wollten es einfach hinkriegen, dass der Mann sich endlich so verhält, dass wir mit ihm glücklich sein können. Unser Glück hing am Samenstrang des Mannes, nur er war in der Lage, uns zu glücklichen Prinzessinnen – klar emanzipierten Prinzessinnen – zu machen. Schließlich waren wir nicht mehr so dumm wie unsere Mütter, sondern forderten unsere Rechte ein.

Obwohl die Ziele der Frauenbewegung Autonomie, sexuelle Selbstbestimmung und wirtschaftliche Unabhängigkeit lauten, gehört bei vielen Frauen noch immer die unausgesprochene Forderung nach einer Rundum-Versorgung durch andere wie selbstverständlich dazu. Ich kann gar nicht in Worte fassen, wie mich diese weibliche Haltung kränkt. Jawohl, bis auf die Knochen. Und ich schäme mich. Ich weiß selbst, was es heißt, plötzlich vor einem existenziellen Fiasko zu stehen, ich kenne die dunklen Angstnächte, in denen man meint, keinen Ausweg mehr zu finden, kenne die kalte Wut auf den, der uns einfach mit den Kindern und den ganzen Sorgen sitzen gelassen hat. Auch ich bin eine Fachfrau in Sachen Demütigung. Und gerade deshalb erlaube ich mir, diesen Ton anzuschlagen, weil ich nicht bereit bin, auf klare Worte zu verzichten oder herumzudrucksen.

Denn diejenige, die erlebt hat, wie es sich anfühlt, selbst durch die Wolken zu düsen, wird sich hüten, ihren Weg jemals wieder von anderen bestimmen zu lassen. Sie wird ihr Leben selbst in die Hand nehmen und die eingelagerten Entwertungsbeschwörungen aus sich herauswaschen.

Es ist uns nicht möglich, andere zu ändern. Nur auf unser eigenes Denken und Verhalten können wir Einfluss nehmen und so eine Änderung herbeiführen. Das ist unsere erste Lektion. Keine Angst zu haben, eventuell ohne Liebesbeziehung durchs Leben zu gehen. Rücken wir lieber uns selbst wieder in das Zentrum unseres Interesses. Das stärkende Mantra dafür lautet: Im Zweifel lieber allein.

Und mit diesem Programm tanzen wir aus der Reihe. Aber ohne dass wir aus der Reihe tanzen, ist der Heimweg zu uns selbst nur schwer zu finden. Die hochbegabte Musikerin Elke Voltz singt in einem ihrer Songs sehr treffend:

Und ich tanze tanze tanze aus der Reihe
Und ich tanze tanze hinaus ins Freie

Masken sollte ich tragen
Schon als kleines Kind
Habe gelernt wie ein Mädchen
Sich nett und höflich benimmt

Doch raus aus den Mauern wollt ich
Hin wo die Jungen spielen
Zu Bächen Wäldern und Schluchten
Da hat es mich hingetrieben

Nur mit Mädchen hab ich geredet
Die Jungs wussten immer alles besser
Bald nahm mich einer zur Freundin
Und er blieb solang ich still hielt

Im Zweifel lieber allein
Ging ich meinen Weg
Nicht einfach war's
Eine Frau die aus der Reihe tanzt
Hat kein leichtes Spiel

Heute atme ich das Leben
Tanzen werd ich und lieben
Zu Bächen Wäldern und Schluchten
Ins weite Land
Hat es mich schon immer hingetrieben

Und ich tanze tanze tanze aus der Reihe
Und ich tanze tanze hinaus ins Freie

Ich kann mir schon vorstellen, was jetzt in einigen Köpfen für Gedanken herumschwirren. Es sind immer wieder die gleichen Mahnrufe: Darf frau so egoistisch sein? Ja, sie darf, mehr noch, sie muss!

Der Sprung in die Selbsterkenntnis ist der einzige, der sich lohnt. Das Erschrecken vor dem eigenen Trümmerfeld mobilisiert im besten Fall die eigenen Kräfte, im schlechtesten eine Anklage an die Gesellschaft. Und welche Richtung wir nun wählen, dafür sind wir selbst verantwortlich. Entweder die anderen sind schuld, dann können es nur andere für mich lösen. Oder ich fühle mich für mich verantwortlich, dann nehme ich die Zügel für meinen Lebenswagen selbst in die Hand. Und das heißt auch, nicht mehr den Partner als Zentrum meines Daseins zu betrachten, ihn ständig zu kontrollieren und von ihm etwas zu fordern, sondern sich selbst und die Meisterung des eigenen Lebens in die Mitte zu stellen. Ja, ich weiß, es ist nicht einfach, wenn wir uns daran gewöhnt haben, immer zu schauen, wie der Partner sich verhält und wir unser Lebensgefühl von seinem Wohlverhalten abhängig gemacht haben. Aber nochmals, was ist der Lebenssinn? Die Nacherziehung von Männern, die uns so nicht gefallen wollen? Haben wir denn vom lieben Gott ein Direktmandat erhalten, möglichst viele Männer nach unseren persönlichen individuellen Vorstellungen zu modellieren? Oder geht es eventuell doch um etwas ganz anderes, nämlich darum, das eigene Leben zur vollen Blüte zu bringen, wie es Kelly Priest so wunderbar in Worte gebracht hat?

Mit der Zeit lernst Du,
dass eine Hand halten nicht dasselbe ist
wie eine Seele fesseln

Und dass Liebe nicht Anlehnen bedeutet
Und Begleitung nicht Sicherheit.

Du lernst allmählich,
dass Küsse keine Verträge sind
und Geschenke keine Versprechen

Und Du beginnst,
Deine Niederlagen erhobenen Hauptes
Und offenen Auges hinzunehmen

Mit der Würde des Erwachsenen,
nicht maulend wie ein Kind.

Und Du lernst,
Deine Straße auf dem Heute zu bauen,
weil das Morgen
ein zu unsicherer Boden ist.

Mit der Zeit erkennst Du
Dass sogar Sonnenschein brennt,
wenn Du zuviel davon abbekommst.

Also bestell Deinen Garten
Und schmücke selbst
Dir die Seele mit Blumen,
statt darauf zu warten,
dass andere Dir Kränze flechten.

Und bedenke,
dass Du wirklich standhalten kannst …
und wirklich stark bist.

Und dass Du Deinen eigenen Wert hast.

Ja, lieber Mathias, das ist letztlich die Botschaft an uns: Eigenverantwortlichkeit und Selbstbestimmung. Und jeder Versuch, sich zu weigern, wird dazu führen, dass das Schicksal noch einen Zacken zulegt, so lange, bis wir es verstanden haben.

Und wenn Männer und Frauen sich den Lektionen stellen und gewillt sind, die Hausaufgaben gewissenhaft zu machen, dann wird es auch möglich sein, dass wir uns gegenseitig aus den Ansprüchen entlassen. Dann werden wir wieder neugierig aufeinander sein und Freude aneinander haben, und wir werden staunend vor dem Wunder stehen, das jeder und jede von uns ist. Ich glaube, lieber Mathias, das hat irgendwie etwas mit Liebe zu tun.

Literatur

Angst, Jules: In: *Der Spiegel,* 32/2001

Asgodom, Sabine: *Greif nach den Sternen! Die 24 Erfolgsgeheimnisse für Glück, Geld und Gesundheit*, München: Kösel 2006

Asgodom, Sabine: *Lebe wild und unersättlich! 10 Freiheiten für Frauen, die mehr vom Leben wollen*, München: Kösel 2007

Bly, Robert: *Eisenhans. Ein Buch über Männer*, Reinbek bei Hamburg: Rowohlt Tb. 2005

CASH, Wirtschaftszeitung: Interview mit der ehemaligen Prostituierten Brigitte Obrist, Oktober-Ausgabe 1995

Clement, Ulrich: *Systemische Sexualtherapie*, Stuttgart: Klett-Cotta, 3. Aufl. 2006

Dönhoff, Marion: *Ritt durch Masuren*, Würzburg: Stürtz 2002

Dreikurs, Rudolf: *Familienrat. Der Weg zu einem glücklichen Zusammenleben von Eltern und Kindern*, Stuttgart: Klett-Cotta, 2. Aufl. 2005

Dürkheim, Karlfried Graf von: *Der Weg, die Wahrheit, das Leben,* München: O.W. Berth 1981

Goldberg, Herb: *Der verunsicherte Mann. Wege zu einer neuen Identität aus psychotherapeutischer Sicht*, Reinbek bei Hamburg: Rowohlt Tb. 1986

Goleman, Daniel: *Emotionale Intelligenz*, München: dtv 1997

Gordon, Thomas: *Familienkonferenz. Die Lösung von Konflikten zwischen Eltern und Kind*, München: Heyne 1993

Gruen, Arno: *Der Verrat am Selbst. Die Angst vor Autonomie bei Mann und Frau,* München: dtv 1992

Hollstein, Walter: *Potent werden. Das Handbuch der Männer. Liebe, Arbeit, Freundschaft und der Sinn des Lebens*, Bern: Hans Huber 2001

Jellouschek, Hans: *Männer und Frauen auf dem Weg zu neuen Beziehungsformen*. In: Peter Michael Pflüger (Hrsg.): *Der Mann im Umbruch. Patriarchat am Ende?* Freiburg i.B.: Walter 1989

Jung, Mathias: *Das sprachlose Paar,* Lahnstein: emu Verlag, 4.Aufl. 2003

Jung, Mathias: *Liebesrausch und Liebeskater. Lust und Last der Sexualität,* Lahnstein: emu Verlag 2006
Jung, Mathias: *Reine Männersache. Krisen und Chancen – das starke Geschlecht im Umbruch,* Lahnstein: emu Verlag, 4. Aufl. 2004
Kästner, Erich: *Die unverstandene Frau.* In: *Ein Mann gibt Auskunft,* München: dtv 1988
Kästner, Erich: *Doktor Erich Kästners Lyrische Hausapotheke. 56 Gedichte im Warschauer Getto aufgeschrieben und illustriert von Teofila Reich-Ranicki,* München: Deutsche Verlags-Anstalt, 4. Aufl. 2005
Kast, Verena: *Die beste Freundin. Was Frauen aneinander haben*, München: dtv 1995
Keen, Sam: *Feuer im Bauch. Über das Mann-Sein*, Bergisch Gladbach: Lübbe 1993
Kesten, Hermann: *Die Abenteuer eines Moralisten,* Frankfurt: Ullstein 1982
Kierkegaard, Sören: *Tagebücher,* Tübingen
Lec, Stanislaw Jerzy: *Unfrisierte Gedanken*, München: Carl Hanser, Neuauflage 1990
Mann, Thomas: *Der Zauberberg*, Frankfurt am Main: Fischer, 17. Aufl. 2004
Miller, Stuart: *Männerfreundschaft*, München: Kösel 1986
Moeller, Michael Lukas: *Die Wahrheit beginnt zu zweit. Das Paar im Gespräch*, Reinbek bei Hamburg: Rowohlt Tb, 23. Aufl. 2003
Nietzsche, Friedrich: *Menschliches, Allzumenschliches*, Frankfurt: Insel 2000
O'Hara, John: *Treffpunkt Samarra*, Ditzingen: Klett-Cotta 1990
Pascal, Blaise: *Gedanken,* Ditzingen: Philipp Reclam 2004
Petri, Horst: *Der Wert der Freundschaft. Schutz, Freiheit und Verletzlichkeit einer Beziehung*, Stuttgart: Kreuz 2005
Pinkola Estés, Clarissa: *Die Wolfsfrau. Die Kraft der weiblichen Urinstinkte*, München: Heyne 1997
Pinl, Claudia: *Das faule Geschlecht. Wie Männer es schaffen, Frauen für sich arbeiten zu lassen*, Frankfurt am Main: Eichborn 1994
Pusch, Luise F.: *Das Deutsche als Männersprache*, Frankfurt am Main: Suhrkamp 1984
Richter, Horst-Eberhard: *Die Krise der Männlichkeit in der unerwachsenen Gesellschaft*, Gießen: Psychosozial 2006
Riemann, Fritz: *Grundformen der Angst. Eine tiefenpsychologische Studie*, München: Reinhardt, 36. Aufl. 2006
Sackville-West, Vita: *Erloschenes Feuer*, Berlin: Ullstein, 11. Aufl. 1995
Schwarzer, Alice: *Die Antwort,* Köln: Kiepenheuer & Witsch 2007

Tillich, Paul: *Mut zum Sein,* Berlin: de Gruyter 1991
Trömel-Plötz, Senta: *Gewalt durch Sprache. Die Vergewaltigung von Frauen in Gesprächen*, Wien: Milena 2004
Ustinov, Sir Peter: *Achtung! Vorurteile*, Reinbek bei Hamburg: Rowohlt Tb, 11. Aufl. 2005
Vilar, Esther: *Der dressierte Mann*, München: dtv, Neuaufl. 1998
Weidelener, Hermann: *Die Götter in uns. Lebenserkenntnis durch die Bilder der Mythen,* Augsburg: Religionsphilosophische Arbeitsgemeinschaft, 2. Aufl. 1998
Wiesel, Elie: *Lob der Freundschaft*
Zilbergeld, Bernie: *Die neue Sexualität der Männer. Was Sie schon immer über Männer, Sex und Lust wissen wollten*, Tübingen: DGTV, 4. Aufl. 2000

Quellenverzeichnis

28f. François Villon, »Die Sommerballade von der armen Louise«, 1431
40f. »Die unverstandene Frau«, aus: Erich Kästner, Ein Mann gibt Auskunft, Stuttgart 1930. © Atrium Verlag, Zürich und Thomas Kästner
76f. »Die Heimkehr«, aus: Heinrich Heine, Buch der Lieder, 1823/24
131 »Ritt durch Masuren«, aus: Marion Gräfin Dönhoff, Namen die keiner mehr nennt. © Diederichs Verlag, Kreuzlingen/München 2004
152 Aus: Das Lied vom Mannsein, Text und Musik: Konstantin Wecker. © Fanfare Musikverlag, München 1978
162-164 »Hymne«, aus: Novalis (Friedrich von Hardenberg), Geistliche Lieder, 1800
168f. »Und ich tanze aus der Reihe«, Text und Musik: Elke Voltz.

Einige Quellenangaben sind trotz intensiver Bemühungen des Verlags nicht oder nur ungenau möglich. Der Verlag ist für weiterführende Hinweise dankbar.

Psychologie & Lebenshilfe

Die Liebe ist ein seltsames Spiel

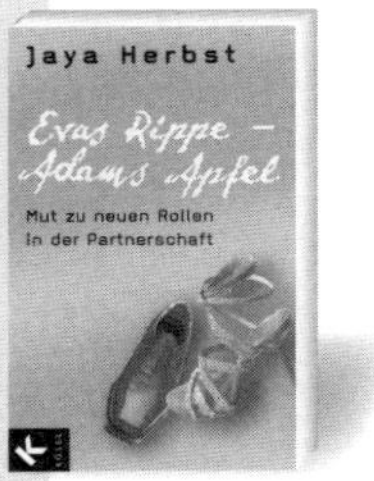

Jaya Herbst
EVAS RIPPE – ADAMS APFEL
Mut zu neuen Rollen in der Partnerschaft
256 Seiten. Kartoniert
ISBN 978-3-466-30758-6

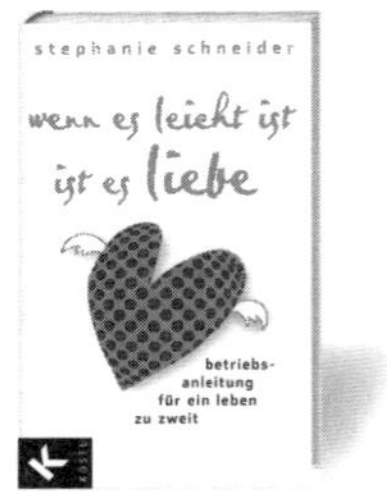

Stephanie Schneider
WENN ES LEICHT IST, IST ES LIEBE
Betriebsanleitung für ein Leben zu zweit
144 Seiten. Flexcover
ISBN 978-3-466-30749-4

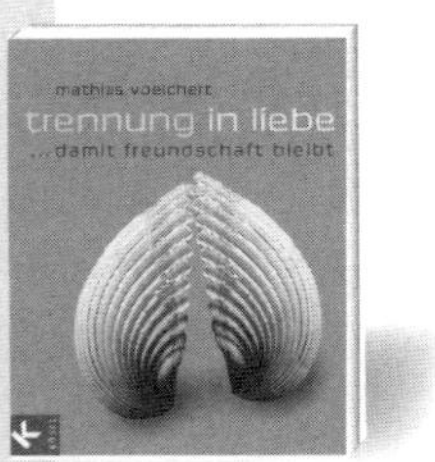

Mathias Voelchert
TRENNUNG IN LIEBE
... damit Freundschaft bleibt
208 Seiten. Klappenbroschur
ISBN 978-3-466-30738-8

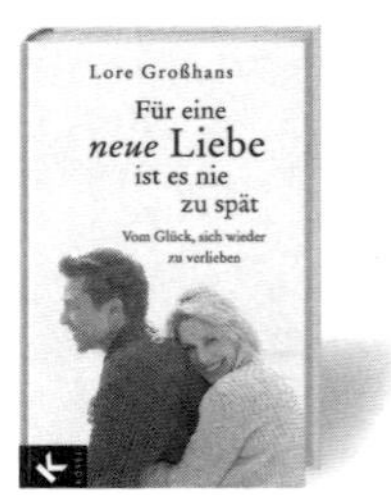

Lore Großhans
FÜR EINE NEUE LIEBE IST ES NIE ZU SPÄT
Vom Glück, sich wieder zu verlieben
160 Seiten. Gebunden
ISBN 978-3-466-30718-0

027

KÖSEL

SACHBÜCHER UND RATGEBER
kompetent & lebendig.

www.koesel.de
Kösel-Verlag München, info@koesel.de